Engelbert Hanzal, Bernhard Bartosch, Christine Stelzhammer, Elisabe

Palpation für das Beckenbodentraining

Engelbert Hanzal, Bernhard Bartosch,
Christine Stelzhammer, Elisabeth Udier

Palpation für das Becken-bodentraining

DE GRUYTER

Autoren

Univ.-Prof. Dr. med. Engelbert Hanzal
Allgemeines Krankenhaus Wien
Universitätsklinik für Frauenheilkunde
Währinger Gürtel 18–20
1090 Wien, Österreich
E-Mail: engelbert.hanzal@meduniwien.ac.at

Christine Stelzhammer, MEd
FH Campus Wien, Physiotherapie
Advanced Integrative Health Studies
Favoritenstraße 226
1100 Wien, Österreich
E-Mail: christine.stelzhammer@fh-campuswien.ac.at

Dr. med. Bernhard Bartosch
Julius Tandler-Platz 8
1090 Wien, Österreich
E-Mail: frauenarzt@drbartosch.at

Elisabeth Udier, MSc
Kindergartenstraße 27
9073 Klagenfurt, Österreich
E-Mail: physio@elisabethudier.at

Das Buch enthält 27 Abbildungen und 10 Tabellen.

ISBN 978-3-11-024611-7
eISBN (PDF) 978-3-11-024612-4
eISBN (EPUB) 978-3-11-039162-6

Library of Congress Cataloging-in-Publication Data
A CIP catalog record for this book has been applied for at the Library of Congress.

Bibliografische Information der Deutschen Nationalbibliothek
Die Deutsche Nationalbibliothek verzeichnet diese Publikation in der Deutschen National-
bibliografie; detaillierte bibliografische Daten sind im Internet über http://dnb.dnb.de abrufbar.

© 2015 Walter de Gruyter GmbH, Berlin/München/Boston
Satz: eScriptum GmbH & Co KG, Berlin
Druck und Bindung: CPI books GmbH, Leck
Einbandabbildung: George Doyle/Stockbyte/Thinkstock; zepy/iStock/Thinkstock
♾ Gedruckt auf säurefreiem Papier
Printed in Germany

www.degruyter.com

Vorwort

Die Inkontinenz zählt zu den häufigsten Erkrankungen der Welt. Sie ist, um es mit den Worten der US-amerikanischen Gynäkologin Janet Brown zu sagen, nicht todbringend, nimmt aber das Leben, womit eine Lebensqualität gemeint ist, die auf einer Skala von 0 bis 10 oft über 1 nicht hinauskommt. Betroffen sind zumindest 10 % der Menschen, die Dunkelziffer ist hoch, die mit Verheimlichung einhergehende Tabuisierung – auch von Seiten der Ärzte – oft schwierig zu überwinden. Frauen sind neunmal häufiger betroffen als Männer, aufgrund der Anatomie des weiblichen Beckenbodens und seiner Belastung durch Geburten. Einer geschätzten Zahl von 800 000 Menschen mit Stuhlinkontinenz in Österreich stehen bloß ein paar Hundert einschlägig spezialisierte Vertreterinnen und Vertreter jener Berufsgruppen gegenüber, deren höchstes Ziel es ist, die Kontinenz wieder herzustellen bzw. zu erhalten. In der großen Mehrzahl der Fälle ist das einfache Beckenbodentraining (ohne die apparativen Ergänzungen von intraanaler Elektrostimulation oder Biofeedback) solide Grundlage der Inkontinenztherapie und häufig alleine schon ausreichend für eine signifikante Besserung der Lebensqualität. Allerdings will die aktive Kontraktion der Sphinkteren und des *Levator ani* gelernt sein. Dazu bedarf es der richtigen Instruktion für die Betroffenen. Diese Kunst – und eine solche ist es – wird seit Jahrzehnten gepflegt von Physiotherapie, Krankenpflege, Hebammen, Gynäkologie, proktologischer Chirurgie und Urologie. In all diesen Berufssparten sind es aber nur wenige, welche jeweils eine hohe Expertise erreichen, wie Expertinnen aller Fächer mit dem Diplom des absolvierten Palpationskurses, dessen Schirmherrschaft die Medizinische Kontinenzgesellschaft Österreich seit 2009 innehat. Zur Beurteilung der normalen wie auch der beeinträchtigten Funktion des Beckenbodens gibt es eine Palette verschiedener Möglichkeiten: Perineometrie, Urodynamik, anale Manometrie, elektrophysiologische Tests, Sonografie, Defäkografie, dynamische MRT und so fort. Allen vorangestellt ist naturgemäß die klinische Untersuchung des Beckenbodens mittels digitaler Palpation, die unter den richtigen Voraussetzungen als hochsensibles und verlässliches diagnostisches Werkzeug nicht unterschätzt werden sollte. Erst heuer wurde zum Beispiel in einer australische Publikation festgestellt, dass die vaginale Palpation der pelvinen Sonografie in der Einschätzung von postpartalen Levatorläsionen wie Avulsion und Überdehnung überlegen zu sein scheint [Rojas R. G. et al.: Int Urogynecol J 25 (2014); 375–380].

Dass die Technik medizinischer Messinstrumente und Apparaturen aller Art im Laufe der Zeit kontinuierlich verbessert wird, sieht man als Selbstverständlichkeit. Ungewöhnlich ist es, wenn eine ausschließlich physikalische Untersuchungstechnik ebenfalls weiterentwickelt wird, um ihre Anwendung zu optimieren. Seit Jahrzehnten wird das Beckenbodentraining gelehrt, auf Basis von neuen anatomischen und physiologischen Erkenntnissen und jenen der täglichen Praxis verfeinert. Die Erfahrungen werden im eigenen Fachkreis wie auch interdisziplinär ausgetauscht und tradiert, woraus sich eine von Generation zu Generation wachsende Qualität des Beckenbodentrainings ergeben hat. Einen deutlichen Fortschritt in dieser Entwicklung erbrachten standardisierte Formen des Beckenboden-Assessments, insbesondere das PERFect-Schema ab 2001. Dank genau festgelegter Kriterien für Stärke, Ausdauer etc. erlaubt dessen inzwischen international verbreitete Anwendung eine systematische und besser vergleichbare Beurteilung der Beckenbodenfunktion. Als Quantensprung in der einschlägigen Didaktik sehe ich aber die seit 2009 in Österreich realisierte Lehre der Tastuntersuchung durch Palpationskurse, also der PERFECTionierten Umsetzung von Theorie in hautnahe klinische Praxis. Dies kann nur gelingen im Verein mit Berufsgruppen, welche die Enttabuisierung der unausgesprochenen Probleme des Beckenbodens, Inkontinenz und andere Dysfunktionen, verbinden mit dem ihnen eigenen, feinfühlenden Respekt vor der menschlichen Intimsphäre, gleichgültig in welcher Situation. Dieses Buch beruht auf den Erfahrungen der bisher abgehaltenen Palpationskurse, jeder für sich wohl eine Pionierleistung, weil die Teilnehmerinnen in ungeahntes Neuland geführt werden – eine Herausforderung für die Lernenden, eine Erfolgsgeschichte der Autoren. Jeder Palpationskurs wird umrahmt von der Theorie der Multiple-Choice-Tests, einer zu Beginn, einer am Ende. Dazwischen liegt der praktische Unterricht. Auf diese Weise wurden schon zahlreiche Physiotherapeutinnen, Hebammen und diplomierte Krankenschwestern in der Technik der digitalen Palpation geschult, ihr Verständnis und ihr subtiles Empfinden für alle Arten der Regungen des weiblichen Beckenbodens auf ein Niveau gehoben, von dem in Zukunft mehr und mehr der betroffenen Frauen profitieren werden. Nach vielen Jahren, welche ich der Ausbildung von Ärztinnen und Ärzten in einer Chirurgie mit unbeirrbarer Berücksichtigung der Integrität des Beckenbodens gewidmet hatte, ist es mir eine große persönliche Freude, dem kreativen Team dieses Buches meine Anerkennung auszusprechen: Für die Idee ihrer Lehre wie auch für den Idealismus, die Konsequenz und die Courage, mit welcher sie ein geniales Projekt verwirklicht haben.

Prof. Dr. Max Wunderlich
Facharzt für Chirurgie
Präsident
Medizinische Kontinenzgesellschaft Österreich

Allen Menschen gewidmet, denen Beckenbodentraining helfen kann
und jenen, die besseres Beckenbodentraining vermitteln wollen.

Geleitwort

Den Begriff „Beckenbodentraining" habe ich während meines ganzen Medizin-studiums in den 1980er Jahren in Wien nie gehört, er ist erst in meiner Zeit als Tur-nusarzt im Wilhelminenspital auf der Gynäkologisch- Geburtshilflichen Abteilung aufgetaucht. Damals wurde den Frauen nach Geburten und Operationen geraten regelmäßig „Beckenbodengymnastik" durchzuführen. Es wurden Broschüren ausge-teilt und dann erfolgte eine kurze mündliche Anleitung durch die Physiotherapeu-tinnen. Nach der Spitalsentlassung waren die Frauen auf sich allein gestellt, Kont-rollen erfolgten beim niedergelassenen Frauenarzt. Sicherlich wurde dort auch zur Fortführung des Beckenbodentrainings geraten, aber dass über die Prüfung der Mus-kelfunktion durch eine Tastuntersuchung bei Kongressen unter (Fach-) Ärzten oder Physiotherapeutinnen gesprochen wurde – daran kann ich mich nicht erinnern. Am ehesten kamen, selten aber doch, technische Geräte zu Sprache. Der Behandlungs-erfolg wurde damals also meistens nur durch Befragung über die Verbesserung von Beschwerden wie Inkontinenz und Prolaps erhoben.

Später, als Urologe und Leiter der Inkontinenzambulanz war ich dem Thema natürlich viel näher, ich lernte, dass auch die männliche Inkontinenz ein bedeut-sames Problem ist. Durch die eingehende Beschäftigung mit der Pathophysiologie und den modernsten Behandlungsverfahren habe ich selbst dafür gesorgt, dass das Beckenbodentraining als Primärtherapie jenen Stellenwert bekam, den es nach den internationalen Leitlinien und der damals vorhandenen Evidenz einnahm. Ich hatte sogar ein Untersuchungsformular entwickelt, das die Beurteilung der Kraft der Beckenbodenmuskulatur beim Anspannen enthielt. So wurde es möglich, den Erfolg der Beckenbodenübungen auch direkt an der Muskelfunktion abzulesen. Damals gab es nur relativ wenige Physiotherapeutinnen, die ein besonderes Interesse am Becken-boden hatten und es war am Anfang etwas mühsam diese herauszufinden. So war es später als Vorstandsmitglied und schließlich als Präsident der Medizinischen Kon-tinenzgesellschaft Österreich (MKÖ) eines meiner besonderen Anliegen, Interessen-tinnen für das Beckenbodentraining anzusprechen und sie über die MKÖ – hier vor allem über unsere Website www.kontinenzgesellschaft.at – bekannt zu machen.

Doch auch das war nicht genug: in meiner Ordination, in der ich Betroffene vor und nach Beckenbodentraining selbst per Palpation und mit einer einfachen Perineo-metrie kontrollierte, fiel mir dann auf, dass sich der Beckenboden bei manchen Frauen trotz Training bei spezialisierten Therapeutinnen kaum verbessert hatte. Offenbar war es bei manchen doch zu wenig nur mit verbalen und bildlichen Beschreibungen die richtigen Übungen zu erlernen. Es mag auch ein Faktor gewesen sein, dass durch die fehlende Kontrollmöglichkeit auf Seiten der Therapeutin die Übungen nicht mit dem nötigen Engagement zu Hause weitergeführt werden.

Deswegen war ich begeistert, als Engelbert Hanzal mit der Idee eines Palpations-kurses zu mir kam, und ich habe als damaliger Präsident der MKÖ dieses Vorhaben sofort unterstützt. Die MKÖ hat seither die Schirmherrschaft über die Palpationskurse, die seit 2010 zweimal im Jahr im Rudolfinerhaus abgehalten wurden. Der Erfolg der ständig ausgebuchten Veranstaltung gibt der Idee Recht. Ich möchte an dieser Stelle Christine Stelzhammer, Elisabeth Udier, Bernhard Bartosch und Engelbert Hanzal zu der perfekten Verwirklichung ihrer Idee gratulieren und für ihren unermüdlichen Einsatz danken. Dieses Buch fasst die Erfahrungen der Kurse zusammen und ist ein weiterer Meilenstein in Richtung eines erfolgreicheren Beckenbodentrainings für möglichst viele von Inkontinenz Betroffene – Frauen und Männer –, aber auch zur rechtzeitigen Entwicklung eines kräftigen Beckenbodens um zukünftigen Kontinenzproblemen vorzubeugen.

Dr. Mons Fischer
Facharzt für Urologie
Past-Präsident der Medizinischen Kontinenzgesellschaft Österreich

Wien, Mai 2014

Inhalt

1 Einleitung: Warum Beckenbodenpalpation?

"These are hidden muscles, the activity of which cannot be directly observed." („Es handelt sich dabei um versteckte Muskeln, deren Aktivität nicht direkt beobachtet werden kann.")
Arnold Kegel, 1948

Noch bevor der amerikanische Gynäkologe Arnold Kegel die ersten wissenschaftlichen Arbeiten über „die nicht-operative Behandlung der genitalen Relaxation" veröffentlichte, war bekannt, dass gezieltes Training der Beckenbodenmuskulatur vor und nach Geburten späteren Problemen mit Harn- und Stuhlinkontinenz und Senkung von Beckenorganen vorbeugen kann. Die hauptsächlich als Schauspielerin, Tänzerin und Pädagogin bekannte Margaret Morris, die Tanz und Bewegung als Methode zur gesunden Lebensführung förderte, hatte bereits 1936 ein Buch mit Übungen – inklusive Kontraktionsübungen für den Beckenboden – für Frauen vor und nach Geburten und nach Operationen herausgebracht [Morris 1936]. Zwölf Jahre später bemerkt Kegel in seiner ersten Publikation zu diesem Thema dann auch, dass bisher „...die Möglichkeit einer Wiederherstellung [der Muskulatur] durch Training [zwar] nicht vollständig übersehen wurde..." hält aber fest, dass die Ergebnisse enttäuschend seien [Kegel 1948].

1.1 Kegels wichtigste Entdeckung

Seine wichtigste Entdeckung lag in der simplen Tatsache, dass die Aktivität der Beckenbodenmuskulatur durch äußere Beobachtung nur schwer überprüfbar ist. Mit dem von ihm entwickelten Perineometer, einem einfachen Messgerät zur Ableitung des Druckes innerhalb der Scheide, gelang es Kegel in der Folge erstmals Messdaten über den Beckenboden zu liefern und öffnete damit auch die Tür zur klinisch-wissenschaftlichen Erforschung der Beckenbodenschwäche und ihrer Folgen. Gleichzeitig gelangen aber auch Fortschritte bei der operativen Behandlung. Die chirurgischen Eingriffe wurden durch Verbesserungen in vielen Bereichen (Narkose, postoperative Schmerztherapie, Thromboseprophylaxe, Antibiotika, operative Technik, Nahtmaterial, etc.) von einer Ausnahme- zu einer Routinebehandlung, die noch dazu mit großem Prestige für die damit befassten Berufsgruppen verbunden war. Nicht-operative – so genannte konservative – Therapien hatten da zunächst das Nachsehen und verbreiteten sich zunächst hauptsächlich als vorbeugende Maßnahmen oder wurden bei Schwerkranken eingesetzt, denen eine Operation nicht zumutbar war. Mit dem zunehmendem Einsatz operativer Verfahren stellte sich aber heraus, dass auch diese nicht unfehlbar waren und so kam es ungefähr ab den 1980er Jahren zur Wiederentdeckung des Beckenbodentrainings (BBT) auch als echte Alternative zur Operation.

1.2 Nach dem Dornröschenschlaf

Die *International Continence Society* und andere wissenschaftliche Organisationen, die berufsgruppenübergreifend mit Kontinenz- und Beckenbodenproblemen befasst sind, weisen dem Beckenbodentraining seither einen hohen Stellenwert – vorwiegend in der Erstbehandlung – fast aller Kontinenz- und Beckenbodenprobleme zu. Offenbar durch den langen Dornröschenschlaf des Beckenbodentrainings war aber die Entdeckung Kegels mit den „versteckten" Muskeln wieder ein wenig in Vergessenheit geraten. Man glaubte nun vielerorts, dass es genüge, Betroffene mit Worten und Bildern zur richtigen Beckenbodenkontraktion zu bringen, um den gewünschten Trainingseffekt zu erzielen. Wie weit weg dies von jeglicher Realität ist, möge folgendes Gedankenexperiment zeigen: zur Stärkung der Armmuskulatur werden vom Fitnesscoach Liegestütz empfohlen. In der ersten Sitzung überprüft er, ob die Technik in Ordnung ist und zählt, wie viele Wiederholungen – vielleicht 10 – durchgeführt werden können. Er legt ein Ziel – vielleicht 15 – fest und kontrolliert nach einer Woche Üben zu Hause den Trainingserfolg. Nun stelle man sich vor, dass dieses Training in zwei Varianten erfolgt. Variante 1 findet bei Tageslicht statt, während bei Variante 2 sämtliche Unterweisungen, Übungen und Kontrollen in einem völlig abgedunkelten Raum ablaufen, in dem nur akustischer Kontakt besteht. Natürlich ist es nicht völlig ausgeschlossen, dass auch bei Variante 2 ein Trainingserfolg eintritt, viele werden jedoch zustimmen, dass dieser um vieles unwahrscheinlicher ist, als bei Variante 1.

1.3 Schalten wir das Licht ein

Genau dieses Problem hatten und haben wir beim Beckenbodentraining zum Teil bis heute und daher ist es an der Zeit, das Licht einzuschalten und objektiv zu überprüfen, wie es um die Aktivität der Beckenmuskulatur vor, während und nach dem Beckenbodentraining bestellt ist. Die Physiotherapeutin Jo Laycock hat 2001 zeigen können, dass für eine objektive Beurteilung der muskulären Beckenbodenfunktion nicht unbedingt aufwändige Apparate notwendig sind, sondern halbwegs verlässliche Messungen auch durch eine vaginale oder rektale Tastuntersuchung möglich sind [Laycock 2001]. 2009 haben wir uns die Aufgabe gestellt, in Wien einen Beitrag zur Qualitätsverbesserung des Beckenbodentrainings zu leisten und konzipierten einen zweitägigen Kurs, der Absolventen in die Lage versetzen sollte, die muskuläre Aktivität des Beckenbodens vor, während und nach dem Beckenbodentraining zu erfassen. Die Vermittlung der so genannten Palpation (Tastuntersuchung) erschien uns dabei am praktikabelsten, vor allem weil dafür keine teuren Apparate angeschafft und gewartet werden müssen, was einer Verbreitung der Untersuchungstechnik hinderlich gewesen wäre. In Österreich und in vielen anderen Ländern wird beim Studium der Physiotherapie weder eine vaginale noch eine rektale Untersuchung gelehrt. Es galt daher, diese Hürde zu überwinden und allen Kursteilnehmerinnen nicht nur das nötige Wissen, sondern auch die Handfertigkeit der Palpation nachhaltig zu vermitteln. Das gegenseitige Üben von Untersuchungs- und Behandlungstechniken unter Lernenden hat in der physiotherapeutischen Ausbildung Tradition (leider weniger im Medizinstudium und anderen medizinischen Berufsausbildungen). So war es den beiden Physiotherapeutinnen von uns vorbehalten, diesen Lehransatz auch für die Beckenbodenpalpation zu versuchen. Die anfängliche Skepsis legte sich bereits nach dem ersten Kurs. Der Nachteil, dass die Hemmschwelle zur gegenseitigen Untersuchung zu überwinden war, wurde durch die kaum ersetzbare realistische Übungssituation mehr als aufgewogen. Zur Frage, welche Gesundheitsberufe in Österreich die vaginale und rektale Beckenbodenpalpation durchführen dürfen, wurde vom Bundesministerium für Gesundheit festgestellt, dass einer vaginalen und/oder rektalen Palpation des Beckenbodens im Rahmen des Beckenbodentrainings durch (1) Angehörige des physiotherapeutischen Dienstes, (2) Angehörige des gehobenen Dienstes für Gesundheits- und Krankenpflege, sowie (3) Hebammen, aus fachlicher Sicht nichts entgegensteht, sofern die erforderlichen Kenntnisse und Fertigkeiten erworben wurden und der Durchführung der digitalen Palpation eine ärztliche Anordnung vorausgeht.

1.4 Über dieses Buch

Mit diesem Buch wollen wir eine Lernunterlage für alle am Beckenbodentraining Interessierten bieten, die Geschichte unseres Kurses erzählen und auch ein wenig zeigen, was wir uns bei der Konzeption gedacht haben, um für Lernende eine möglichst praktikable und nachhaltige Lernerfahrung zu bieten. Bei der Planung des Buches ist uns einmal mehr bewusst geworden, wie schwierig es ist, etwas als sein geistiges Eigentum zu bezeichnen. Isaac Newton veröffentlichte 1687 sein bahnbrechendes Werk über die Mechanik, die *„Principia Mathematica"* und damit sicherlich eines der originellsten wissenschaftlichen Bücher, die je ein Mensch geschrieben hat. In einem Brief bezog er sich einmal auf diese seine Errungenschaft und bemerkte: „...falls ich weiter geblickt habe als andere, so war es, weil ich auf den Schultern von Riesen gestanden bin." Newton meinte damit, dass die meisten seiner Erkenntnisse auf den Entdeckungen und Leistungen anderer aufbauen und der Fortschritt des Wissens die Leistung von vielen – oft sogar Generationen – von Menschen ist. Wir haben uns daher einerseits bemüht, dem Beitrag anderer durch Literaturzitate Rechnung zu tragen, andererseits aber versucht, dies in Anbetracht der Tatsache, dass alle „...auf den Schultern von Riesen" gestanden sind nicht zu übertreiben. Wir hoffen, damit einen guten Mittelweg gefunden zu haben. Eine sehr starre Auslegung von Urheberrecht im Sinne von „alle Rechte vorbehalten" ist in Anbetracht des oben gesagten für uns nicht in Frage gekommen. Wir sind daher dem De Gruyter Verlag dankbar, dass er mit uns das Experiment einer Veröffentlichung unter einer „Creative Commons Urheberrechtslizenz" gewagt hat. Dabei erlauben die Autorinnen und

Autoren unter der Voraussetzung ihrer Namensnennung die Erstellung von Kopien des gesamten Werkes oder Teilen davon und Weiterverbreitung auf beliebigen Medien (Papier, Computer, Internet etc.). Damit sind die Inhalte besonders im Unterricht und der Fortbildung problemlos einsetzbar. Einschränkend sind jedoch die Abänderung des Inhaltes und die kommerzielle Nutzung durch andere nicht gestattet. Es ist des Weiteren verboten, andere durch technische oder rechtliche Mittel einzuschränken, diese festgelegten Urheberrechte wahrzunehmen.

1.5 Fächer- und berufsgruppenübergreifend

Als Physiotherapeutinnen und Gynäkologen sind wir uns bei diesem Projekt stets durchaus bewusst gewesen, dass viele andere Fächer und Berufsgruppen wichtige Beiträge zum Beckenbodentraining leisten. Wir bitten aber gleichzeitig um Verständnis, dass aufgrund unserer beruflichen Herkunft zwangsläufig die weibliche Version des Phänomens Beckenbodenschwäche stark im Vordergrund steht und männliche Probleme nur am Rand gestreift werden. Wir wissen aber, dass auch Männer viel vom Beckenbodentraining profitieren können und denken, dass sich das meiste hier Gesagte auch leicht auf die Bedürfnisse von männlichen Patienten anpassen lässt.

1.6 Was dieses Buch NICHT ist

Dieses Buch erhebt keinen Anspruch auf Vollständigkeit! Es ist – so wie auch der Kurs, der die Inspiration geliefert hat – kein Buch über Beckenbodentraining, Harninkontinenz oder Prolaps, keine Abhandlung über Methoden zur Beurteilung der Beckenbodenfunktion und keine Abhandlung über Lehrmethoden. Es ist lediglich die Geschichte eines Kurses über EINE Methode zur Überprüfung der Beckenbodenmuskelfunktion, von der wir glauben, dass sie zu einer Verbesserung der Qualität des Beckenbodentrainings und damit zum Wohl unserer Patientinnen und Patienten eingesetzt werden kann. Apropos Patienten: Unser Buch richtet sich zwar ausdrücklich an ein Fachpublikum, darum haben wir uns nicht angestrengt, durchgehend Fachausdrücke zu vermeiden, die meisten und wichtigsten Punkte sollten dennoch auch von medizinischen Laien leicht verstanden werden.

Literatur

Kegel AH. The nonsurgical treatment of genital relaxation. Ann West Med Surg 1948;5,2:213–6.
Morris M, Randell M. Maternity and Post-Operative Excercises. London, William Heinemann (Medical Books) Ltd. 1936.
Laycock J, Jerwood D. Pelvic Floor Muscle Assessment: The PERFECT Scheme. Physiother 2001;87,12:631–42.

2 Beckenboden und Beckenbodenprobleme

Eine Kursteilnehmerin erzählt: „Bei den anatomischen Bildern in medizinischen Fachbüchern mit den vielen, kleingedruckten lateinischen Begriffen muss selbst ich mich eine Weile konzentrieren, um alles zu erfassen. In der Arbeit mit meinen Patientinnen und Patienten kann ich selbst einfache anatomische Bilder kaum verwenden, weil diese oft zu kompliziert sind! Gerade der Beckenboden ist ja recht schwierig zu erklären – und man kann die Funktion nicht einfach so vorzeigen wie bei anderen Muskeln. Da hat es mir sehr geholfen, dass ich im Kurs gelernt habe, wie man den Beckenboden auf ein Blatt Papier oder Flipchart zeichnen kann. Dabei kann ich doch gar nicht zeichnen – hab ich zumindest vorher gedacht!"

Ein Kurs über Beckenbodentraining und -beurteilung ohne Anatomie scheint unmöglich. Es müssen schließlich wenigstens die Muskeln, die für das Training herangezogen werden, zumindest in ihrer Form und Funktion mit den Kursteilnehmerinnen rekapituliert werden, um alles weitere zu verstehen. Da aber auch unsere Patientinnen und Patienten Aufbau und Funktion des Beckenbodens verstehen sollten, war es das Ziel, im Rahmen des Anatomievortrages auch noch eine einfache Methode zu zeigen, mit der dies möglich ist – die handgezeichnete Skizze. Sie hat gegenüber vorgefertigten Abbildungen den Vorteil, dass sich die Strukturen von ganz einfach bis sehr vielschichtig, langsam aufbauen, anstatt von vornherein mit Komplexität zu verwirren. Außerdem lassen sich bei der Handzeichnung leicht individuelle Besonderheiten berücksichtigen.

2.1 Aufbau und schematische Darstellung des Beckenbodens

Die Wahrnehmung des Beckenbodens und die Vorstellung seines anatomischen Aufbaus stellen eine wertvolle Hilfe dar, wenn es darum geht eine korrekte Anspannung zu spüren und Verständnis für die damit verbundene Funktion zu bekommen. Teile der knöchernen Begrenzung des Beckenbodens lassen sich für Patientinnen gut am eigenen Körper ertasten, um so ein realitätsnahes Bild von seiner Lokalisation, zumindest der oberflächlichen Anteile, zu bekommen. Bezugnehmend auf diese knöchernen Begrenzungspunkte gibt es ein einfaches Schema, welches zeichnerisch in 4 Schritten den Beckenboden vereinfachend und zugleich erklärend darstellt. In diesem Kapitel soll eine Möglichkeit aufgezeigt werden, wie die Anatomie und Funktionsweise des Beckenbodens Patientinnen erklärt und gezeigt werden kann.

2.1.1 Schritt 1: Knöcherne Begrenzungspunkte

Die Symphyse, die beiden Sitzbeinhöcker (*Tubera ossis ischii*), das Steißbein (*Os coccygis*) und Kreuzbein (*Os sacrum*) werden schematisch in Form einer Raute gezeichnet, wobei diese in der oberen Hälfte etwas größer sein sollte, als in der unteren. Eine horizontale Linie teilt nun diese Raute, dort werden dann im nächsten Schritt die beiden oberflächlichen Dammmuskeln (*Mm. perinei superficiales*) eingezeichnet. Optional kann die Gesäßmuskulatur als Umgebung dargestellt werden, um auch optisch zu verdeutlichen, dass diese zwar benachbart und oft synergistisch mit dem Beckenboden ist, jedoch bei einer isolierten Aktivierung nicht angespannt werden soll. Mit anderen Worten – um den schwachen Beckenboden zu trainieren, macht es im Normalfall wenig Sinn, stattdessen die Gesäßmuskulatur anzuspannen und dabei auf eine relevante Mitaktivierung des Beckenbodens zu hoffen (Abb. 2.2).

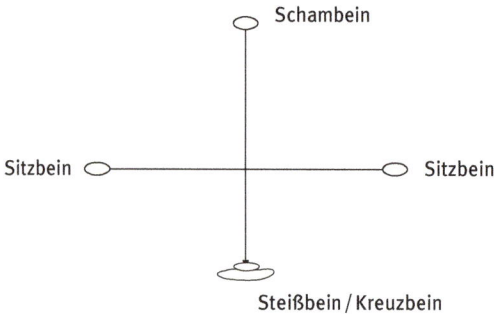

Abb. 2.1: Knöcherne Begrenzung des Beckenbodens.

2.1.2 Schritt 2: Oberflächliche Muskulatur/Diaphragma urogenitale

In der oberen (höheren) Hälfte der Raute wird ein stehendes Oval, in der unteren Hälfte ein Kreis eingezeichnet – Symbole für die beiden Bulbocavernosus-Muskeln (*Mm. bulbocavernosi*) und den äußeren analen Schließmuskel (*M. sphincter ani externus*). An den oberen, seitlichen Begrenzungen der Raute werden die Ischiocavernosus-Muskeln (*Mm. ischiocavernosi*) eingezeichnet. Tieferliegende Muskelabschnitte können optional schon angedeutet werden. Das Diaphragma Urogenitale befindet sich mit Ausnahme des *M. sphincter ani externus* in der oberen Hälfte der Raute, die dem bauchseitigen (ventralen) Anteil des Beckenbodens entspricht. Der *M. sphincter ani externus* soll seinem Namen entsprechend den Analkanal willkürlich verschließen und dabei helfen Stuhldrang zurückzuhalten. Die anderen hier gezeigten Muskeln können vor allem für die Sexualfunktion wichtig sein.

2.1.3 Schritt 3: *Diaphragma urogenitale* und dorsaler Aspekt des *M. levator ani*

Die nächst tiefer liegende Schicht legt in der oberen Hälfte der Raute den Blick auf den tiefen Anteil des *Diaphragma urogenitale* frei. Der quer verlaufende tiefe Dammmuskel (*M. transversus perinei profundus*) enthält viele bindegewebige Anteile, an der Durchtrittsstelle der Harnröhre soll sich der kleine ring- oder U-förmige Harnröhrenschließmuskel (*M. sphincter urethrae externus*) befinden. Durch die schrittweise Annäherung nach kranial ist bei den umgebenden knöchernen Strukturen in dieser Ebene auch schon das Kreuzbein (*Os sacrum*) sichtbar, sowie an den beiden hinteren Seiten Teile des Beckenknochens (Abb. 2.3 und 2.4).

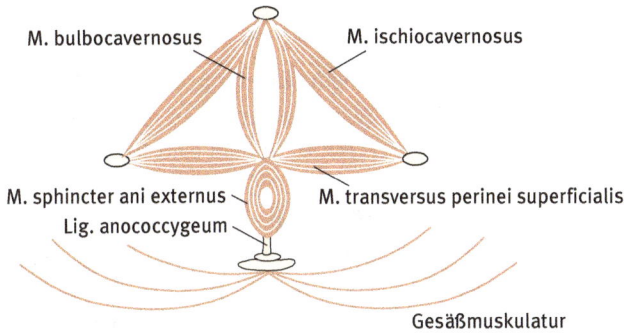

Abb. 2.2: Oberflächliche Schließ- und Schwellkörpermuskulatur.

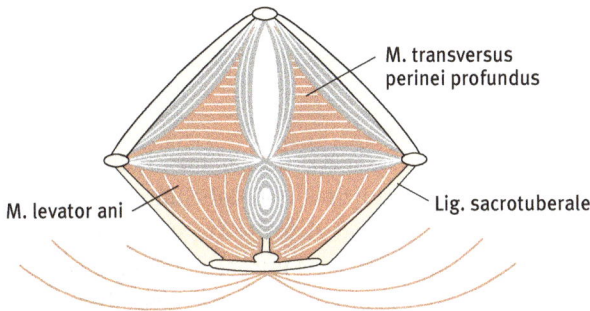

Abb. 2.3: Tiefe Damm-Muskulatur.

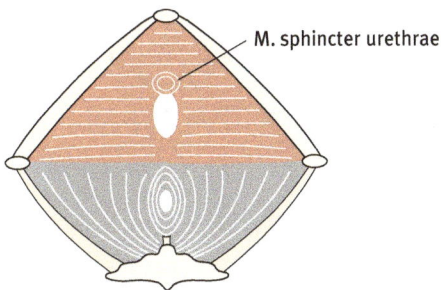

Abb. 2.4: Harnröhrenschließmuskel.

2.1.4 Schritt 4: *M. levator ani/Diaphragma pelvis*

Die Abbildung zeigt, was sich unterhalb der oberflächlichen Muskelschichten befindet. Immer noch ist die grundlegende Form eine Raute, welche im ventralen Abschnitt vom Beckenknochen und im hinteren (dorsalen) Abschnitt vom mächtigen *Ligamentum sacrotuberale* gebildet wird, einer bindegewebigen Bandstruktur, die vom Kreuzbein auf beiden Seiten zum Sitzbeinhöcker führt. Beinahe die gesamte Fläche der Raute wird vom *M. levator ani* („Heber des Afters") gefüllt, der sich dabei in drei Abschnitte unterteilen lässt.

- In der Mitte befindet sich U-förmig der Schambein-Mastdarm-Muskel (*M. puborectalis*), der mit seinen kreuzenden Fasern den Analkanal von dem davor liegenden „Levatorschlitz" (*Hiatus urogenitalis*) trennt, in dem sich Raum für den Durchtritt von Scheide und Harnröhre befinden.
- Seitlich anschließend liegt der Schambein-Steißbein-Muskel (*M. pubococcygeus*), der jedoch im Wesentlichen nicht vom knöchernen Becken sondern vom inneren Hüftlochmuskel (*M. obturator internus*) entspringt. Der *M. obturator internus* seinerseits entspringt von der Innenseite der *Membrana obturatoria* und verläuft an der Innenwand des kleinen Beckens nach dorsal, um mit seiner Sehne den Sitzbeinhöcker zu umrunden, das kleine Becken danach zu verlassen und am Hüftgelenk als Außenrotator aktiv zu werden. Seine muskelumhüllende Faszie dient dem *M. pubococcygeus* als Ursprung.
- Schräg verlaufend schließt dorsal der Darmbein-Steißbein-Muskel (*M. iliococcygeus*) an.

Der Steißbeinmuskel (*M. coccygeus*) kleidet dorsal das Becken aus, indem er vom Kreuzbein zum Sitzbeinstachel (*Spina ischiadica*) zieht und dabei direkt über dem sacrospinalen Band (*Lig. sacrospinale*) liegt, das den gleichen Ansatz und Ursprung hat. Beim Menschen hat der *M. coccygeus* aufgrund des nur mehr minimal vorhandenen Steißbeines und der fehlenden „Schwanzwedelfunktion" keine besondere

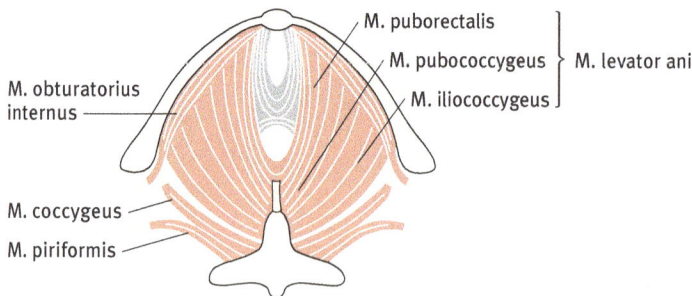

Abb. 2.5: Levatormuskel von unten betrachtet.

Bedeutung. Der „birnenförmige Muskel" (*M. piriformis*) entspringt an der Innenseite des *Os sacrum* und zieht zum großen Rollhügel des Oberschenkelknochens (*Trochanter major femoris*), um seiner Funktion als Außenrotator nachzukommen. Der *M. obtuator internus* und *M. piriformis* werden auch als Beckenwandmuskeln bezeichnet.

Bemerkung: Zur anatomischen Einteilung des *M. levator ani* gibt es mehrere Variationen. Die oben genannte Einteilung ist im deutschsprachigen Raum üblich [Schünke 2005, Tillmann 2005, Tanzberger 2004]. Andere Variationen der anatomischen Einteilung finden sich in Studien bzw. im englischen Sprachraum, so auch bei DeLancey [Wei 2004].

Der *M. levator ani* leistet sowohl für die Harn- als auch Stuhlkontinenz einen wesentlichen Beitrag. Seine Anspannung führt einerseits zur Verringerung des Winkels zwischen Mastdarm und Analkanal und damit zu einer mechanischen Sicherung des Enddarms gegenüber ungewolltem Stuhlabgang, andererseits zu einer Anhebung des Blasenhalses. Die damit verbundene Kompression unterstützt die Schließmuskulatur der Harnröhre, die bei der Frau relativ kurz und somit nicht so effektiv wie die des Mannes ist. Dies ist vor allem bei erhöhtem intraabdominellen Druck, wie z. B. beim Husten, beim Heben schwerer Lasten mit angehaltenem Atem, aber z. B. auch beim Springen und Laufen besonders wichtig (Belastungsinkontinenz, s. 2.2.1).

Ebenso nachgewiesen ist die hemmende Wirkung einer kräftigen Beckenbodenaktivität auf den *M. detrusor vesicae*, der starken Harndrang auslösen kann und für die Blasenentleerung verantwortlich ist, was vor allem bei störendem, unkontrollierbaren Harndrang therapeutisch genützt wird (Dranginkontinenz, s. 2.3.2).

Merke: Es empfiehlt sich, die Zeichnungen unter Zuhilfenahme der Abbildungen einige Male zu üben, bevor man sie als Erklärungsmodell in der Therapie verwendet. **i**

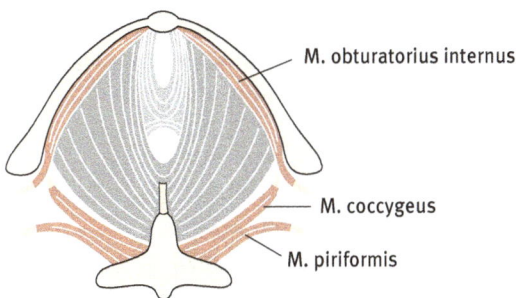

M. obturatorius internus

M. coccygeus

M. piriformis

Abb. 2.6: Beckenwandmuskeln.

2.2 Beckenbodenprobleme

Im kleinen Becken, unterstützt vom Beckenboden, liegen die Beckenorgane und meistens werden Betroffene durch deren Funktionsstörungen auf ihre Beckenboden-schwäche aufmerksam. Vorne – direkt an das Schambein angrenzend – liegen Harn-blase (beim Mann auch noch die Prostata) und Harnröhre, dahinter (bei der Frau) Gebärmutter und Scheide; der Mastdarm mit dem Verschlussapparat des Analkanals bildet den Abschluss nach hinten zum Kreuzbein. Die Beckenorgane haben vielfältige Aufgaben und kontrollieren die Harn- und Stuhlspeicherung, außerdem auch noch die Ausscheidung der Exkremente und spielen eine zentrale Rolle bei Sexualität, Schwangerschaft und Geburt. Für eine einwandfreie Funktion ist eine ausreichende Versorgung und damit der Anschluss an das Blut- und Lymphsystem, sowie eine exakte Steuerung über das zentrale, periphere und autonome Nervensystem von kri-tischer Bedeutung. Daraus wird klar, dass natürlich nicht alle Probleme der Becken-organe ursächlich mit einer Beckenbodenschwäche zusammenhängen können. Die Daten über Häufigkeit und Ursachen von Beckenorganerkrankungen zeigen aber, dass andere Krankheitsauslöser selten sind.

Wenn man die statistischen Daten zur Häufigkeit von Funktionsstörungen des Beckenbodens mit jenen anderer Erkrankungen vergleicht, wird deutlich, dass es sich um Probleme größerer Dimension handelt. So liegt der Prozentsatz von zucker-kranken Menschen weltweit bei 3,3 % [International Diabetes Federation 2013], Alz-heimerdemenz bei 0,4 %, die Häufigkeit einer der verbreitetesten Krebserkrankun-gen, dem Brustkrebs nimmt sich da mit 0,06 % (in England) relativ klein aus [Office for national statistics 2013]. Lediglich der Bluthochdruck, unter dem 30–45 % der europäischen Bevölkerung leiden [Mancia 2013], kann da mit Beckenbodenerkran-kungen mithalten. Freilich fehlt diesen eine wichtige Eigenschaft: Sie sind kaum je gefährlich, und niemand stirbt an einer Harninkontinenz. Aber die Beeinträchtigung der Lebensqualität ist beträchtlich, und Betroffene sehen sich oft mit einem Tabu konfrontiert und vertrauen sich seltener als bei anderen Krankheiten Angehörigen an oder suchen medizinische Hilfe. Dies führt oft zu einem sozialen Rückzug, Vereinsa-mung und depressiver Verstimmung. Auffällig ist, wie bei vielen chronischen Krank-heiten, die Zunahme der Erkrankungswahrscheinlichkeit mit steigendem Alter und der geschlechtsspezifische Unterschied, da Frauen 1,5–7 mal häufiger von diversen Beckenbodenerkrankungen betroffen sind, als Männer. Allerdings wird dieser Unter-schied mit dem Alter geringer, da die Männer dann quasi „aufholen".

2.3 Harninkontinenz

Unwillkürlicher Harnverlust scheint von allen Beckenorganproblemen das verbrei-tetste zu sein. Dabei darf man nicht übersehen, dass es Menschen mit gesteigertem Harndrang und zu häufigen Blasenentleerungen gibt – das so genannte „Syndrom der überaktiven Blase" (engl. *overactive bladder syndrome, OABS*) – die ähnlich belastet sind, wie Betroffene der Harninkontinenz, auch wenn sie keinen Harnverlust haben. Es gibt viele verschiedene Ursachen, warum Menschen ihren Harn nicht halten können (z. B. angeborene Fehlbildungen, Erkrankungen des Nervensystems, Fisteln zwischen Blase und Scheide, etc.), wir möchten uns hier auf jene Arten beschränken, für die BBT als Therapie in Frage kommt – gleichzeitig sind dies auch die häufigsten.

2.3.1 Stressharninkontinenz oder Belastungsinkontinenz

Bei Stressharninkontinenz liegt das Problem in einer Verschlussschwäche der Harnröhre, während die Harnblase ganz in Ordnung ist. Besonders, wenn von außen Druck auf die gefüllte Blase ausgeübt wird, wie z. B. beim Husten, Lachen, Niesen und diversen Sportarten wie Laufen, kann die Harnröhre bei Stressinkontinenten zu wenig Gegendruck erzeugen und wird undicht. Betroffene klagen über unwillkürlichen Harnverlust, der gleichzeitig mit der Druckbelastung – also etwa einem Hustenstoß – auftritt, aber über keinen verstärkten Harndrang. Eine Belastungsinkontinenz ist bei Frauen wesentlich häufiger als bei Männern, bei denen das Problem fast ausschließlich nach Prostataoperationen auftritt. Die weibliche Harnröhre ist mit 4–5 cm im Vergleich zum Mann kurz und verläuft gerade. Durch Schwangerschaft und Geburt kommt es durch Dehnung und Auflockerung des Bindegewebes, der Muskulatur und der Nervenversorgung des Beckenbodens zu einer Schwächung der Verschlussfunktion der Ausscheidungsorgane. Alterungsprozesse mit allgemeiner Schwächung der Muskulatur und Erschlaffung des Bindegewebes und ein Druckanstieg durch Übergewicht stellen weitere Risikofaktoren für eine Stressharninkontinenz dar.

2.3.2 Dranginkontinenz, Syndrom der überaktiven Blase (OABS) und Mischinkontinenz

Klagen Betroffene über verstärkten und gehäuften Harndrang, der schwer hinauszuschieben ist und sie zu häufigen Blasenentleerungen zwingt, so spricht man von überaktiver Blase; tritt im direkten Zusammenhang mit dem Drang ein Harnverlust auf, wird dies als Dranginkontinenz bezeichnet. Die Verschlussfunktion der Harnröhre ist dabei in Ordnung. Betroffen sind Frauen und Männer. Treten Symptome einer Stress- und Dranginkontinenz gleichzeitig auf, so sprechen wir von einer Mischinkontinenz.

2.3.3 Was tun bei Harninkontinenz?

Der erste Schritt ist eine Untersuchung mit einfachen Mitteln, die in jeder Facharztpraxis für Gynäkologie, Urologie oder Allgemeinmedizin durchgeführt werden kann.

Dabei geht es um den Ausschluss gefährlicher oder besonders komplexer Krankheitsbilder (die in der Praxis eher selten sind) und die eine erweiterte und spezialisierte
Betreuung benötigen. Diese so genannte Basisdiagnostik besteht aus 5 Komponen-
ten: Vorgeschichte (Anamnese), klinische Untersuchung, Harnuntersuchung, Rest-
harnbestimmung und Blasentagebuch (Tab. 2.1). Bestätigen die Ergebnisse dieser
Begutachtung eine Stress-, Drang-, oder Mischinkontinenz, so kann mit einer konser-
vativen Behandlung begonnen werden.

Tab. 2.1: Basisdiagnostik bei Harninkontinenz.

	Diagnostische Schritte	Überweisung zur spezialisierten Betreuung bei
Anamnese	Inkontinenzepisodenfrequenz, Stress oder Drang? Medikamente, Lebensqualität	Zustand nach Krebserkrankung im Becken
Klinische Untersuchung	Auffälligkeiten der Harnröhre, Scheidensenkung, Prostata, Tumore im Becken	Starker Scheidensenkung, Tumoren
Harnstreifentest	Erythrozyten, Leukozyten, Nitrit	anhaltenden Harnweginfekten, positivem Blutnachweis im Harn
Restharnbestimmung	mit Katheter oder Ultraschall	bei Restharn über 100mL
Blasentagebuch	Trinkmenge, Harnmenge mit Uhrzeit über mindestens 2 Tage	Trinkmengen über 4000mL

Die Ersttherapie einer Harninkontinenz (oder überaktiven Blase) sollte immer so
wenig belastend wie möglich sein. Gelingt es, etwa durch Änderungen der Trinkge-
wohnheiten, Weglassen oder Umstellung inkontinenzfördernder Medikamente (z. B.
harntreibender Substanzen) oder Gewichtsreduktion, das Therapieziel zu erreichen,
so hat man potentielle negative Auswirkungen wie Nebenwirkungen von Medikamenten oder Komplikationen operativer Eingriffe eingespart. Zweifellos die wichtigste
aktive Intervention im Rahmen der Erstbehandlung ist aber das Beckenbodentraining – das gilt für alle hier dargestellten Formen der Harninkontinenz. Wenn konservative – also nicht-operative und nicht-medikamentöse – Therapiemaßnahmen nicht
zum gewünschten Erfolg führen, können Medikamente (z. B. Antimuskarinika bei
OABS-Dranginkontinenz oder Duloxetin bei Stressinkontinenz) oder elektrotherapeu-
tische Behandlungen eingesetzt werden. Versagen auch diese Maßnahmen, stehen
Operationen für die Stressinkontinenz (z. B. synthetische spannungsfreie Harnröh-
renschlingen) oder die Dranginkontinenz (z. B. Botulinumtoxininjektion in den Harn-
blasenmuskel) zur Verfügung. Die operative Versorgung obliegt immer öfter spezialisierten, meist multidisziplinär ausgerichteten Kontinenz- und Beckenbodenzentren.

2.4 Stuhlinkontinenz

Stuhlinkontinenz (auch Analinkontinenz) ist der unwillkürliche Verlust von gasförmigem, flüssigem oder festem Darminhalt. Auch für diese Leiden gibt es ein Fülle an Ursachen von denen hier jene kurz erwähnt werden, für deren Therapie das Beckenbodentraining von Bedeutung ist. Ein wichtiger Risikofaktor der Stuhlinkontinenz, von der ebenfalls mehr Frauen als Männer betroffen sind, ist die Dammverletzung im Rahmen der vaginalen Entbindung. Dabei kann es zu Einrissen des äußeren und inneren analen Schließmuskels (*M. sphincter ani externus* und *internus*) kommen und auch die Schleimhaut des Mastdarms kann von der Verletzung betroffen sein. In der Geburtshilfe wird diesen Geburtstraumata heute mehr Aufmerksamkeit geschenkt, als früher. Die Entdeckung eines Schließmuskelrisses ist durch eine rektale Untersuchung meist problemlos möglich, Leitlinien regeln die operative Versorgung der Verletzung durch spezielle Nahttechniken (z. B. überlappende Schließmuskelnaht). Auch wenn kein Sphinkterriss offensichtlich ist, kann es nach Geburten zu Problemen mit der analen Kontinenz kommen. Dafür können so genannte okkulte (d. h. nicht durch einen Dammriss, sondern nur im Rahmen einer speziellen Ultraschalluntersuchung sichtbare) Sphinkterverletzungen, oder einfach die starke Überdehnung der Muskulatur beim Durchtritt des kindlichen Kopfes durch das kleine Becken verantwortlich sein. In der Wiederherstellung der Muskelfunktion – inklusive jener des analen Schließmuskels – nach Geburten nimmt daher das BBT eine zentrale Rolle ein. Oft ist das Problem nach Entbindungen vorübergehend und die Kontinenz stellt sich wieder ein. Im höheren Alter, wenn die allgemeine Muskelspannung nachlässt, kann es zum (Wieder-) Auftreten einer Stuhlinkontinenz kommen. Natürlich auch ganz ohne Geburtstrauma, sowohl bei Männern und Frauen. Wird dann ein Defekt des Schließmuskels festgestellt, kann eine operative Rekonstruktion hilfreich sein – das Spezialgebiet der Coloproktologie beschäftigt sich ganz besonders mit diesen oft sehr komplexen Fällen. Natürlich gibt es viele andere Behandlungsoptionen bei der Stuhlinkontinenz, die von einfachen medikamentösen Maßnahmen mit stopfenden und/oder abführenden Substanzen bis zur Implantation von Schrittmachern für den Schließmuskel und aufwändigen rekonstruktiven Eingriffen reichen.

2.5 Beckenorganprolaps oder Scheidensenkung

Durch den aufrechten Gang des Menschen drückt die Schwerkraft die Bauch- und Beckenorgane auf den Beckenausgang. Diese Organe sind durch Bindegewebe im Bauchraum fixiert. Außerdem sorgt im Normalfall die Beckenbodenmuskulatur dafür, dass nach unten nichts herausfallen kann. Kommt es allerdings zu einer Muskelschwäche, so bildet sich der Levator zurück und die schlitzförmige Öffnung des *Hiatus urogenitalis* wird dadurch größer. Es gibt auch Geburtsverletzungen, die zu dieser

Erweiterung führen können. Von Dammrissen im hinteren Abschnitt des Beckenbodens, die auch den analen Schließmuskel betreffen können haben wir schon gehört. Eine neu entdeckte Form der Geburtsverletzung betrifft den *M. pubococcygeus* (*Teil des M. levator ani*), der – auf einer, oder beiden Seiten – aus seinem Ansatz am Schambein ausreißen kann. Man spricht dann von einer sogenannten Levatoravulsion [Dietz 2005]. Bei einer vaginalen Tastuntersuchung fällt dann auf, dass der Bauch des *M. pubococcygeus*, der normalerweise auf beiden Seiten deutlich bis vor zum Schambein tastbar ist, bei Betroffenen fehlt.

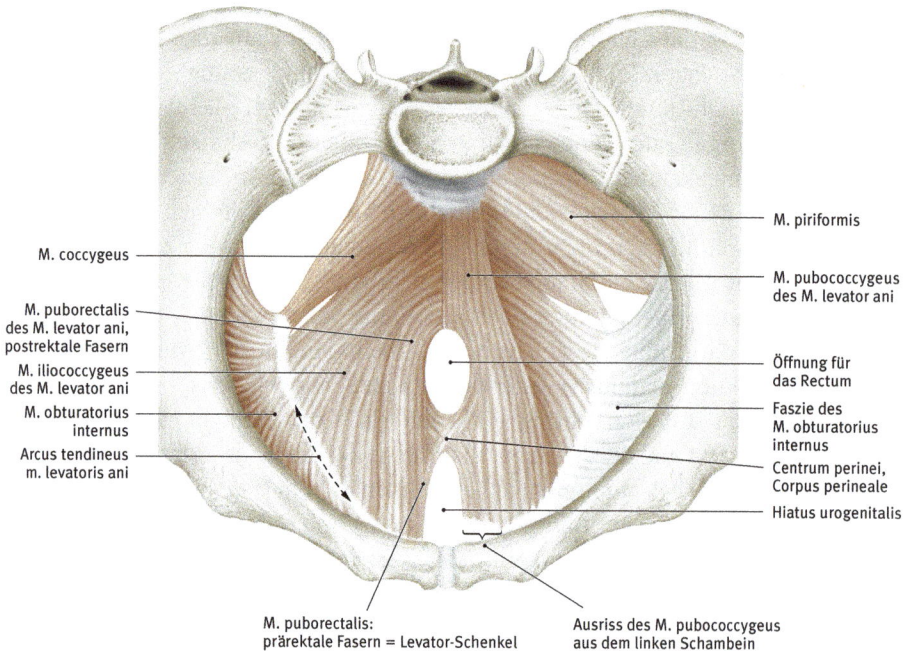

M. piriformis

M. coccygeus

M. pubococcygeus des M. levator ani

M. puborectalis des M. levator ani, postrektale Fasern

M. iliococcygeus des M. levator ani

M. obturatorius internus

Arcus tendineus m. levatoris ani

Öffnung für das Rectum

Faszie des M. obturatorius internus

Centrum perinei, Corpus perineale

Hiatus urogenitalis

M. puborectalis: prärektale Fasern = Levator-Schenkel

Ausriss des M. pubococcygeus aus dem linken Schambein

Abb. 2.7: Riss des *M. pubococcygeus* nahe dem Ansatz am Schambein – sogenannte Levatoravulsion – auf der rechten Seite [nach Dietz 2005].

Auch hier ist die Folge eine Erweiterung des Hiatus und durch die nun fehlende muskuläre Unterstützung der Beckenorgane kommt es zu einem Zug am bindegewebigen Aufhängungsapparat. Diese manchmal als so genannte Mutterbänder bezeichneten Strukturen können einem Dauerzug aber oft nicht unbegrenzt standhalten. Sie geben nach und dehnen sich aus, was die an ihnen befestigten Beckenorgane – Scheide, Gebärmutter, Blase und Mastdarm – nach und nach tiefer treten lässt. Solange sich dieser Prozess der Senkung oberhalb des Scheideneinganges abspielt, bemerken Betroffene relativ wenig. Wenn die Scheidenwände und die Gebärmutter jedoch noch weiter absinken, wird das Problem durch Vorwölbung der Beckenorgane vor den Scheideneingang offensichtlich und es entwickeln sich Senkungsbeschwerden und

Funktionsstörungen der Blase und des Mastdarmes (meist erschwerte Entleerung, aber auch Inkontinenz).

Es ist klar, dass auch bei der Therapie des Beckenorganprolaps (Gebärmutter bzw. Totalprolaps, s. 10.3.2, Abb. 10.5) das Beckenbodentraining eine bedeutende Rolle spielt. Vor allem bei leichteren Formen scheint es einer Verschlechterung vorbeugen zu können [Hagen 2011]. Eine weitere nicht-operative Behandlungsform stellt die Pessartherapie dar, bei der der gesenkte Teil der Scheide durch einsetzen einer speziell geformten (z. B. ringförmigen) Einlage im Becken zurückgehalten wird [Clemons 2004]. Pessare müssen speziell angepasst werden und können nach einer kurzen Schulung von den Patientinnen meist selbst eingelegt und entfernt werden. Sie werden dann tagsüber getragen und nachts entfernt. Dadurch können Nachteile der Pessartherapie wie Fremdkörperreiz, Entzündungen und vaginale Druckstellen minimiert werden. Ist die Pessartherapie keine Option, stehen beim Beckenorgan-prolaps ebenfalls operative Verfahren zur Verfügung. Senkungsoperationen werden heute mit und ohne Gebärmutterentfernung durchgeführt, das Prinzip besteht in einer Raffung der ausgeweiteten vorderen und hinteren Vaginalwand und Fixierung des gesenkten oberen Scheidenanteils (bzw. der Gebärmutter, falls diese nicht entfernt wird) im kleinen Becken. Dazu gibt es eine Vielzahl verschiedener operativer Techniken und Zugangswege (vaginal, abdominal, laparoskopisch) [Maher 2013]. Die Verwendung von synthetischen Materialien, so genannten „Netzen" ist kontrovers, sie sollten besonders schwierigen Situationen (etwa dem Wiederauftreten eines Prolapses nach bereits erfolgter Operation) vorbehalten bleiben. Auch in der operativen Behandlung des Beckenorganprolapses zeigt sich ein Trend zur Spezialisierung.

2.6 Sexualstörungen

Die negativen Auswirkungen von Funktionsstörungen der Beckenorgane auf die menschliche Sexualität sind gut bekannt. Insofern sind auch Sexualstörungen ein Thema in diesem Buch. Man weiß aus vielen Untersuchungen, dass die erfolgreiche Therapie von Inkontinenz und Beckenorganprolaps zu einer signifikanten Verbesserung des Sexuallebens führt. Außerdem wurde immer wieder vermutet, dass eine Kräftigung der Beckenbodenmuskulatur über gesteigerte Durchblutung, verbesserten Organkontakt durch Muskelkontraktion beim Sex und allgemein einem besseren Körpergefühl zu positiven Effekten führt. Das Gebiet der Sexualität und ihrer Störungen ist ein ausgesprochen weites Feld, das von vielen Faktoren bestimmt wird. Es ist daher besonders schwierig hier eindeutige Auswirkungen auszumachen. Es scheint jedoch wichtig, darauf hinzuweisen, diesen bedeutsamen Aspekt bei der Betreuung der Patientinnen und Patienten nicht außer Acht zu lassen [Moore 2010].

2.7 Beckenschmerz

Bei chronischen Beckenschmerzen kommt es häufig zu Verspannungen der Beckenbodenmuskulatur, die selbst wieder äußerst schmerzhaft sein können. Betroffene tun sich dann schwer, den Levator zu entspannen und haben damit scheinbar das gegenteilige Problem, wie Personen mit einer Beckenbodenschwäche. Kontraktion und Entspannung gehören aber zusammen – eins ist so wichtig wie das andere. Darum ist auch für Beckenschmerzpatientinnen und -patienten das Beckenbodentraining, hier mit besonderer Berücksichtigung von speziellen Entspannungstechniken, eine wichtige Therapieform. Auch manuelle Lockerungen von Beckenbodenmuskulatur und -bindegewebe können manchmal hilfreich sein [FitzGerald 2009]. Diese komplexe Behandlungstechnik inkludiert ebenfalls eine vaginale oder rektale Palpation, eine genauere Beschreibung würde aber über den Rahmen dieses Buches hinaus gehen.

Es gibt verschiedene Becken- und Beckenbodenerkrankungen, bei denen Beckenbodentraining als Ersttherapie in Frage kommt. Diese Funktionsstörungen sind sehr häufig und treten in allen Altersstufen, sowie bei Frauen und Männern auf. Es gibt über das Beckenbodentraining hinaus viele Therapiemöglichkeiten bis hin zu großen rekonstruktiven Operationen. Unter der Voraussetzung einer exakten Abklärung und Auswahl der individuell besten Behandlungsformen, können bei den meisten Betroffenen zufriedenstellende Ergebnisse erzielt werden.

Einige der wichtigsten Funktionsstörungen und ihre ungefähre Häufigkeit mit den bedeutendsten Risikofaktoren bei Frauen und Männern sind in Tabelle 2.2 aufgeführt.

Tab. 2.2: Ausgewählte Funktionsstörungen der Beckenorgane mit Häufigkeiten (in verschiedenen Bevölkerungsgruppen und nach unterschiedlichen Erkrankungsdefinitionen) und größten Risikofaktoren bei Frauen und Männern [Milsom 2013, Ahangari 2014, Hedelin 2013].

	Frauen	Risiko	Männer	Risiko
Harninkontinenz	30–60 %	Alter, Schwangerschaft, Geburt, Fettleibigkeit	15–30 %	Alter, Blasenentleerungsstörung, Harnweginfekte, Prostataoperation
Stuhlinkontinenz	5–50 %	Alter, Schwangerschaft, Geburt, Fettleibigkeit	3–40 %	Alter, neurologische Erkrankungen
Beckenorgansenkung (unterhalb Scheideneingang)	3–6 %	Vaginale Geburt, Geburtenzahl, Gebärmutterentfernung	–	–
Sexualstörungen	43 %	Stress, chronische Krankheit, Probleme mit dem Harntrakt	31 %	Stress, chronische Krankheit, Probleme mit dem Harntrakt
Schmerzstörungen	5–26 %	Infektionen, Operationen	2–10 %	Prostataentzündung, Operationen

Literatur

Ahangari A. Prevalence of Chronic Pelvic Pain Among Women: An Updated Review. Pain Physician 2014; 17:E141-E147.

Brookmeyer R, Johnson E, Ziegler-Graham K, Arrighi HM. Forecasting the global burden of Alzheimer's disease. Alzheimers Dement. 2007 Jul;3(3):186–91.

Clemons JL, Aguilar VC, Tillinghast TA, Jackson ND, Myers DL. Patient satisfaction and changes in prolapse and urinary symptoms in women who were fitted successfully with a pessary for pelvic organ prolapse. Am J Obstet Gynecol. 2004 Apr;190(4):1025–9.

Dietz HP, Lanzarone V. Levator trauma after vaginal delivery. Obstet Gynecol. 2005 Oct;106(4):707–12.

FitzGerald MP et al. Randomized multicenter feasibility trial of myofascial physical therapy for the treatment of urological chronic pelvic pain syndromes. J Urol. 2009 Aug;182(2): 570–80.

Hagen S, Stark D. Conservative prevention and management of pelvic organ prolapse in women. Cochrane Database Syst Rev. 2011 Dec 7;(12):CD003882. doi: 10.1002/14651858.CD003882.pub4.

Hedelin H, Johanisson H, Welin L. Prevalence of the chronic prostatitis/chronic pelvic pain syndrome among 40–69 year old med residing in a temperate climate. Scand J Urol. 2013 47(5):390–2.

Milsom I, Altman D, Cartwright R, Lapitan MC, Nelson R, Sillén U, Tikkinen K. Epidemiology of Urinary Incontinence (UI) and other Lower Urinary Tract Symptoms (LUTS), Pelvic Organ Prolapse (POP) and Anal Incontinence (AI). In: Abrams P, Cardozo L, Khoury S, Wein A Eds. Incontinence. Paris 2013, ICUD-EUA 5th International Consultation on Incontinence. ISBN: 978-9953-493-21-3. pp. 15–108.

International Diabetes Federation. IDF Diabetes Atlas, 6th edn. Brussels, Belgium: International Diabetes Federation, 2013. http://www.idf.org/diabetesatlas.

Maher C, Feiner B, Baessler K, Schmid C. Surgical management of pelvic organ prolapse in women. Cochrane Database Syst Rev. 2013 Apr 30;4:CD004014. doi: 10.1002/14651858.CD004014.pub5.

Mancia G et al. 2013 ESH/ESC Guidelines for the management of arterial hypertension: The Task Force for the management of arterial hypertension of the European Society of Hypertension (ESH) and of the European Society of Cardiology (ESC). European heart journal 2013;34 (28): 2159–219.

Moore CK. The impact of urinary incontinence and its treatment on female sexual function. Curr Urol Rep. 2010 Sep;11(5):299–303. doi: 10.1007/s11934–010–0124–6.

Office for national statistics 2013: Breast cancer incidence and prevalence in England: http://www.ons.gov.uk/ons/rel/vsob1/cancer-statistics-registrations--england--series-mb1-/no--42--2011/sty-breast-cancer-survival.html.

Schünke M, Schulte E, Schumacher U. Prometheus Lernatlas der Anatomie. 2005; 158–159.

Tillmann B. Atlas der Anatomie des Menschen. 2005; 350–354.

Tanzberger R, Kuhn A, Möbs G. Der Beckenboden – Funktion, Anpassung und Therapie. 2004; 34–37.

Wei J, De Lancey J. Functional Anatomy of the Pelvic Floor and Lower Urinary Tract. Clinical obstetrics and gynecology. 2004 March;47(1): 3–17.

3 Evidenzbasierte Praxis

ℹ Eine Patientin bemerkt seit 6 Wochen eine Vorwölbung vor dem Scheideneingang, die ziehende Beschwerden verursacht. Bei der Blasenentleerung ist ihr aufgefallen, dass der Harnstrahl langsam geworden ist und manchmal abbricht. Sie muss dann leicht mitpressen, um die Blase zu entleeren. Sie ist jetzt 38 Jahre alt und hat 2 Kinder spontan geboren – die erste Geburt war schwierig, das erste Kind wog 4100 g, der Arzt hatte etwas von mehreren Dammrissen gemurmelt – bei der kleinen Tochter vor 2 Jahren ging alles ganz schnell und unkompliziert. Nach der gynäkologischen Untersuchung erklärte ihre Frauenärztin, dass sie „eine Zystozele mit Miktionsstörung" habe und dass man das gut behandeln, am besten operieren könne. Die Patientin möchte jetzt wissen, wie gefährlich die Erkrankung ist, ob sie von selbst besser oder schlechter wird, was passieren kann, wenn man abwartet, was es noch für Behandlungsoptionen gibt und mit welchen Erfolgs- und Komplikationsraten diese einhergehen.

Kann man vorhersagen, ob eine Behandlung erfolgreich sein wird? Woher nimmt man die Information über die Heilungsaussichten von Erkrankungen? Was kann man über die Eignung einer Untersuchungsmethode sagen, zwischen gesund und krank zu unterscheiden? Zur Beantwortung all dieser Fragen benötigt man Daten, die aus der Erfahrung in ähnlichen Situationen entstanden sind. Solche Erfahrungen werden heute in klinischen Studien systematisch gesammelt, ausgewertet und laufend veröffentlicht. Sie bilden die Grundlage aller Tätigkeiten in Gesundheitsberufen. Früher wurde Wissen fast ausschließlich über Lehrbücher verbreitet und neben den Erfahrungen der Autorinnen und Autoren wurden dort auch zunehmend Studienergebnisse vermittelt. Ab den 1990er Jahren stieß diese Form der Wissensvermittlung jedoch zunehmend auf Schwierigkeiten, denn seit Mitte des 20. Jahrhunderts ist ein besonders starker Anstieg an medizinisch-wissenschaftlichen Publikationen zu verzeichnen. So gibt beispielsweise das online-Verzeichnis der *US Library of Medicine* (www.pubmed.com) allein zum Stichwort „*incontinence*" für die Jahre 1980, 1990, 2000 und das Jahr 2010 349, 818, 1258 bzw. 1940 Publikationen aus – Tendenz weiter steigend. Dieser Trend gilt auch für die meisten anderen Suchabfragen und dokumentiert eine Beschleunigung unseres Wissenszuwachses. Dieses an sich erfreuliche Phänomen wirft aber ein Problem auf: wie sollen Angehörige von Gesundheitsberufen mit den laufenden Neuerungen Schritt halten, wenn pro Woche z. B. allein zum Stichwort „*incontinence*" über 100 neue Arbeiten erscheinen?

3.1 Neues Konzept gesucht

Das bisherige Aus- und Fortbildungskonzept, bei dem nach einer relativ langen und intensiven Studienzeit und dem regelmäßigen Besuch von Fortbildungsveranstaltungen eine verlässliche Fachkenntnis erworben und aufrecht erhalten werden konnte, stößt mit der Beschleunigung des Wissenszuwachses an seine Grenzen. Das Erlernte wird allzu schnell von neuem Wissen überholt und ist dann nicht mehr aktuell. Um aus diesem Dilemma herauszukommen, hat eine Gruppe von Forschern um David Sackett an der McMaster Universität in Kanada ab ca. 1990 das Konzept der „evidenzbasierten Praxis" (EBP) entwickelt und bereits damals einen Paradigmenwechsel vom *„just in case learning"* (=Studium, dann Fortbildung, dann Verwendung von vorab eingelerntem, möglicherweise nicht mehr aktuellem Wissen) zum *„just in time learning"* (=Zugriff auf das aktuellste und beste Wissen während der Patientenbetreuung) vorgeschlagen [Sackett 1996]. Diese Umstellung erforderte neue Technologien, doch mit der Verbreitung von PC und Internet war dieser Weg zur Wissensvermittlung bald keine Utopie mehr. Beginnend mit dem englischsprachigen Raum breitet sich die EBP seither in den Lehrplänen der Gesundheitsberufe und in Programmen für Fortbildungsveranstaltungen zunehmend aus und ein Kapitel über diese wichtige Entwicklung darf daher auch in diesem Buch nicht fehlen.

Merke: Zwei Arten von Lernen **(1)** *Just in case learning*: Studium, dann Fortbildung und Verwendung von vorab eingelerntem, möglicherweise nicht mehr aktuellem Wissen. **(2)** *Just in time learning*: Zugriff auf das aktuellste und beste Wissen während der Patientenbetreuung.

3.2 Die Frage muss erlaubt sein...

Where is the evidence – wo ist der Nachweis? Nichts ist selbstverständlich, auch nicht und gerade nicht die Wirksamkeit von Behandlungen. Zum Einstieg in die EBP eignet sich daher die Frage ob die Auswirkungen einer (therapeutischen oder diagnostischen) Intervention überprüft wurde ganz gut. Danach geht es schon um das „wie" und damit um die Methode, die gewählt wurde, um die Wirksamkeit einer Therapie zu belegen. Bekanntlich kann man sich ja täuschen und das gilt auch für die Ergebnisse von Studien. Diese können wahr oder falsch sein und dazu kommt eine Vielzahl von Umständen (Bias), die das Resultat verfälschen können (Tab. 3.1).

Tab. 3.1: Einige Einflüsse (Bias), die das Resultat von Studien verfälschen können.

Bias	Beschreibung	Beispiel
Auswahl	unterschiedliche Auswahlkriterien für Teilnehmerinnen führen zu ungleichen Studiengruppen, dadurch wird das Ergebnis beeinflusst	in einer Gruppe sind mehr fettleibige Patientinnen, als in der Kontrollgruppe, das Risiko einer Inkontinenz ist dort unabhängig von der zu untersuchenden Behandlung höher
Begleitumstände	die Bedingungen in den Studiengruppen sind unterschiedlich	eine Gruppe hat unterschiedlichen Zugang zu medizinischer Versorgung, als die andere

Bias	Beschreibung	Beispiel
Wahrnehmung	die Beurteilung der Resultate ist unterschiedlich	eine Gruppe wird klinisch untersucht, die andere zusätzlich mit Ultraschall
Patientenschwund	Patientinnen erscheinen nicht zu(r) Kontrolle(n)	in einer Gruppe kommen 80 % zur Untersuchung am Ende der Studie, in der anderen 60 %
Bericht/Auswertung	es wird eine Auswahl der Daten getroffen, über die berichtet wird	nur die positiven Ergebnisse werden berichtet, dadurch kommt es zu einer Überschätzung des Behandlungserfolges
Publikation	es wird eine Auswahl der Studien zum selben Thema getroffen, die publiziert werden	nur positive Studien werden publiziert, Überschätzung des Behandlungserfolges

Das Risiko für Bias ist zum Teil von der Art und dem Aufbau der Studie, dem sogenannten Studiendesign abhängig. Daraus kann man eine Art Hierarchie ableiten, die im Folgenden kurz dargestellt werden soll [Straus 2010].

3.3 Evidenzstufen

Man kann je nach der Anfälligkeit des Studiendesigns für Bias fünf Evidenzlevel unterscheiden (Tab. 3.2).

Tab. 3.2: Evidenzlevel nach Anfälligkeit für Einflussfaktoren, die das Ergebnis verfälschen können (Risiko für Bias; + = gering bis +++++ = beträchtlich).

Level	Design	Risiko für Bias
1	Randomisierte Studie	+
2	Kohortenstudie	++
3	Fall-Kontrollstudie	+++
4	Fallserie	++++
5	Meinung von Expertinnen und Experten	+++++

3.4 Expertenmeinung und Fallserie

Stellen Sie sich vor, ein Kind wird mit einer Fehlbildung geboren, die so selten ist, dass sie noch niemand gesehen hat. Man sieht in allen Büchern nach, sucht in diversen Datenbanken, findet aber keinen einzigen beschriebenen Fall in der Literatur. Es werden die renommiertesten Expertinnen und Experten zugezogen, auch sie haben so einen Fall noch nie erlebt, können aber vielleicht auf Erfahrungen in ähnlichen Situationen zurückgreifen. Gemeinsam wird versucht, einen Therapievorschlag zu erarbeiten. Das Risiko für Irrtümer und Fehler ist in einer solchen Situation hoch, dennoch gibt es keine Alternative. Die Meinung von Expertinnen und Experten ist hier die beste Grundlage für eine Behandlung. Sie ist aber die niedrigste Stufe der Evidenzhierarchie (Tab. 3.2). Wenn wir einmal annehmen, dass das Kind mit der seltenen Fehlbildung einer Therapie – vielleicht einer Operation – unterzogen wird, so ist die Wahrscheinlichkeit hoch, dass Wissenschaftler alle Daten dieses Falles zusammentragen und als Fallbericht publizieren. Tritt später wieder ein solcher Fall auf, kann das Behandlungsteam diesmal schon auf eine Vorerfahrung zurückgreifen – eine deutlich bessere Ausgangsposition. Der Fallbericht und die Fallserie (Bericht über mehrere gleichartige Fälle) sind wertvolle Wissensquellen bei seltenen Erkrankungen, wenn keine vergleichenden Studien vorliegen. Das Risiko für Bias ist geringer als bei der Expertenmeinung, Fallberichte und -serien können auf Stufe 4 platziert werden (Tab. 3.2).

3.5 Kontrollierte Studien

Für Angehörige von Gesundheitsberufen ist es oft ein wenig schwer zu akzeptieren, dass Patientinnen mitunter (manche meinen sogar ziemlich oft) ganz von alleine (und ohne unser Zutun) wieder gesund werden. Dies ist vor allem bei Erkrankungen wie grippalen Infekten fast sprichwörtlich – man wird mit Medikament in sieben Tagen, ohne in einer Woche wieder gesund – heißt es scherzhaft im Volksmund. Sollte es also Therapien geben, die nicht besser (vielleicht sogar schlechter) sind, als nichts zu tun? Wenn ja, wie wollen wir das herausfinden? Hier wird der Wert einer Kontrollgruppe deutlich. Man würde also bei einer neuen Behandlung gegen einen grippalen Infekt zwei Gruppen untersuchen, eine mit und eine ohne Medikament, um herauszufinden, ob ein Unterschied besteht. Die Mitbeobachtung von Kontrollgruppen bedeutet einen großen Qualitätssprung gegenüber unkontrollierten Studien.

Am einfachsten kann man kontrollierte Studien realisieren, wenn man mit vorhandenen Daten, etwa Krankenakten, arbeitet und die Fall- und Kontrollgruppe nachträglich (retrospektiv) sucht. Diese Fall-Kontrollstudien bezeichnet man als Evidenzlevel 3 (Tab. 3.2). Vom Denkansatz her gehen diese Studien vom Ergebnis (engl. *outcome*) aus und blicken auf jenen Faktor, der das Ergebnis verursacht haben könnte zurück (engl. *exposure*). Ein berühmtes Beispiel einer Fall-Kontrollstudie ist die Untersuchung von Richard Doll, der Patientinnen mit Lungenkrebs (Fälle) und solche ohne Lungenkrebs (Kontrollen) analysierte und sich ansah, ob Rauchen (*Exposure*) mit Lungenkrebs (*Outcome*) in Verbindung gebracht werden können. Vor allem das Risiko von Auswahl-Bias ist bei dieser Art von Studien aber hoch und auch sehr von der Datenqualität abhängig. Da es sich um „historische" Patientinnen handelt, kann schwer überprüft werden, ob die Daten stimmen, unvollständige Datensätze können zu Problemen führen und damit ist dieses Design von allen kontrollierten Studien für Fehler am anfälligsten.

Kohortenstudien vermeiden das Problem der mangelnden Datenqualität, da sie die Patientinnen vom auslösenden Faktor weg in die Zukunft bis zum Auftreten eines Outcomes (prospektiv) verfolgen. Die Framingham-Heart-Studie ist eine der bekanntesten Beispiele für eine Kohortenstudie. Dabei wurden gesunde Proban-dinnen rekrutiert und ihr Raucherstatus, Blutdruck, ihr Ernährungsgewohnheiten etc. dokumentiert und dann immer wieder erhoben, ob Ereignisse wie Herzinfarkt, Schlaganfall, Diabetes, etc. eingetreten sind. Das Risiko von Bias ist bei prospektiven Kohortenstudien wesentlich kleiner, als bei Fall-Kontroll-Studien, aber die Fehleran-fälligkeit bei der Vergleichbarkeit der Gruppen ist immer noch beträchtlich. Selbst wenn alle bekannten Risikofaktoren, die das Ergebnis beeinflussen könnten gleich verteilt sind, bleibt immer noch die Möglichkeit, dass bisher unbekannte Einfluss-größen (etwa genetische Faktoren) die Resultate verfälschen. Kohortenstudien weist man das Evidenzlevel 2 zu (Tab. 3.2).

3.6 Das beste kontrollierte Studiendesign

Das hartnäckige Problem der nicht vergleichbaren Gruppen wurde Mitte des 20. Jahr-hunderts gelöst. Wenn die Zuteilung zu den Gruppen zufällig erfolgt, das heißt, wenn für Teilnehmende an einer Studie die Wahrscheinlichkeit der Studien- oder Kontroll-gruppe zugeordnet zu werden gleich hoch ist, ergibt sich (bei ausreichender Grup-pengröße) automatisch eine Gleichverteilung der Eigenschaften in diesen Gruppen. Angenommen, bei Personen, die für eine Studie in Frage kommen – eine so genannte Zielpopulation – sind 70 % Frauen und 30 % Männer vorhanden. Erfolgt die Auswahl für die Studie nach dem Zufallsprinzip („randomisiert", von engl. *random* = Zufall), dann werden in den 2 Studiengruppen ebenfalls annähernd je 70 % Frauen und 30 % Männer sein. Gleichermaßen verhält es sich mit anderen Eigenschaften, die eine Ziel-population hat, unabhängig davon, ob bekannt ist, ob diese Eigenschaften einen Einfluss auf das Ergebnis der Studie haben können oder nicht. Die erste randomi-sierte Studie (*randomized controlled trial*, RCT) wurde von einer Gruppe um den Bio-statistiker Austin Bradford Hill 1948 publiziert. Seither wird dieses bisher gegen Bias robusteste Studiendesign immer häufiger eingesetzt.

3.7 Besser als eine randomisierte Studie

Noch verlässlicher sind gleich mehrere RCTs zum selben Thema. Die Methode, die Ergebnisse ALLER zu einer bestimmten Fragestellung erschienenen Publikationen, unter Anwendung genauer Kriterien für die Suche, Qualitätsbeurteilung und Aus-wertung zusammenzufassen, nennt man einen Systematischen Review (SR). Unter bestimmten Voraussetzungen ist auch die gemeinsame statistische Auswertung der Daten möglich, diese Methode heißt dann Metaanalyse (MA). Alle MA sind SRs aber nur manche SRs sind MA. SRs können prinzipiell für alle Studiendesigns angewandt werden. Bei MA mehrerer RCTs, die zu einem ähnlichen Ergebnis (Homogenität) kommen ist – eine einwandfreie Methodik vorausgesetzt – die Irrtumswahrscheinlichkeit geringer, als bei einzelnen RCTs. Eine MA von RCTs mit hoher Homogenität gilt daher heute als der höchste Evidenzlevel.

3.8 Welches Design bei welcher Studie?

Jeder Studienaufbau hat seine Berechtigung und muss situationsbezogen eingesetzt werden. Es ist nicht immer möglich, ideale Studiendesigns zu verwirklichen. Wenn z. B. die schädliche Auswirkung von ionisierenden Strahlen untersucht werden soll, kann schon aus ethischen Gründen keine Randomisierung erfolgen. Ist also ein höherer Evidenzlevel nicht erreichbar, muss auf den nächst-niedrigeren zurückgegriffen werden. Das heißt umgekehrt aber nicht, dass Studiendesigns beliebig gewählt werden können. Selbstverständlich muss jene Methodik gewählt werden, deren Ergebnis unter den gegebenen Bedingungen der Wahrheit am nächsten kommt.

3.9 EBP – aber wie?

Evidenzbasierte Praxis ist der „gewissenhafte, ausdrückliche und umsichtige Gebrauch der aktuell besten Beweise für Entscheidungen in der Versorgung einer/s individuellen Patientin/en". Man benötigt dafür (1) klinische Erfahrung und Urteilskraft, (2) eine genaue Vorstellung über die Wünsche der betreffenden Patientin / des Patienten und (3) Zugang zu den aktuellsten Studienergebnissen [Sackett 1996]. Den im folgenden dargestellten Ablauf der EBP kann man auch als „Evidenzzirkel" darstellen, um zu betonen, dass sich der Vorgang für alle Fragestellungen wiederholt und dabei immer weiter verbessert werden soll (Abb. 3.1).

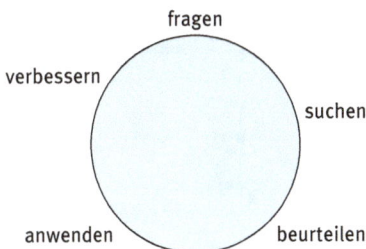

Abb. 3.1: Evidenzzirkel.

3.10 Mit PICO fragen

Das Akronym „PICO" wurde vorgeschlagen, um geeignete Fragen für die Suche nach der aktuellsten Evidenz zu finden (Abb. 3.1). Dabei steht „P" für Patientin/Patient bzw. Population und deren/dessen Problem [Schardt 2007]. Der Begriff Population ist wichtig, da wir ja bei der EBP auf Erfahrungen mit früheren Patientinnen und Patienten zurückgreifen müssen. Es ist daher wichtig, sich die Frage zu stellen, wie ähnlich unsere Patientinnen anderen Menschen in Bezug auf Alter, Geschlecht, Vor- und Begleiterkrankungen und viele andere Faktoren mehr sind – also, aus welcher Population sie kommen. Die Ähnlichkeit von Patientinnen innerhalb einer Studie mit solchen außerhalb wird als *external validity* (äußere Wahrheitsnähe) bezeichnet. Unter „P" könnte man sich beispielsweise notieren: 37 Jahre – 1 Kind spontan vor 3 Jahren – jetzt stressinkontinent – Adipositas – sonst gesund – bisher keine Therapie. Als nächster Schritt wird nun nach einer Intervention „I" gefragt, in unserem Beispiel vielleicht Beckenbodentraining mit digitaler Palpation. „C" steht für die Kontrollintervention, beispielsweise Beckenbodentraining ohne Feedback. „O" bezeichnet das gewünschte Ergebnis (*Outcome*), z. B. Kontinenzrate, Besserungsrate, subjektive Zufriedenheit, Lebensqualität etc. (Abb. 3.2). Die Frage könnte also in der durch PICO etwas holprigen Grammatik in etwa so lauten:

> „Bei einer 37-jährigen Para I mit Adipositas und Stressinkontinenz: Ist Beckenbodentraining mit oder ohne Feedback erfolgreicher in Bezug auf subjektive Zufriedenheit?"

Die Begriffe, die sich daraus ergeben (hier: 37a – Para – Stressinkontinenz – Adipositas – Beckenbodentraining – Feedback – subjektive Zufriedenheit) dienen dann als Suchbegriffe.

P   Patienten, Population, Problem

I   Intervention

C   Kontroll-Intervention

O   Outcome, Ergebnis, Resultat

Abb. 3.2: PICO.

3.11 Mit PICO suchen

Die Suche erfolgt unter Verwendung der mit PICO gefundenen Begriffe in Online-Datenbanken, wobei durch den technischen Fortschritt immer leichter zu bedienende Systeme zum Einsatz kommen (Laptop, Tablet-PC, Smartphone), die eine Anwendung auch in der Nähe der Patientinnen ermöglichen. Mittlerweile gibt es so genannte „Evidenzbasierte Sekundärquellen" (EBSQ) auf allen elektronischen Plattformen, in denen Publikationen nach festgelegten Kriterien ausgesucht, auf methodologische Qualität überprüft und dann für verschiedene Krankheitsbilder suchbar präsentiert werden – als Beispiele seien hier *Dynamed, UpToDate* und *Clinical Evidence* angeführt. Die Seite des *Centre for Evidence-Based Medicine* in Oxford cebm.net führt unter „*EBM tools*" und „*Finding the Evidence*" laufend eine Liste mit aktuellen EBM-Online-Datenbanken, wie auch viele andere der EBP gewidmeten Seiten (z. B. http://www.ebm-netzwerk.de/was-ist-ebm/links/Internetressourcen/).

Erst wenn man bei all diesen Quellen nicht fündig wird, sollte man einen Suchlauf bei Medline (pubmed.com) wagen. Der Nachteil ist hier, dass die Datenbank sehr umfangreich ist und keinerlei qualitative Vorauslese erfolgt. Die Resultate der Suche enthalten deshalb oft eine große Anzahl an Studien unterschiedlicher Qualität.

3.12 Bewerten

Nicht immer ist das Ergebnis eines Suchlaufes zufriedenstellend. Besonders wenn man abseits der EBSQ sucht, bleiben einem am Anfang Enttäuschungen nicht erspart. Vergleichsweise gut ist es, wenn man gar nichts findet. Die Ursache ist meist ein Tippfehler, eine sehr seltene Erkrankung oder ein zu detailreicher PICO. Das Weglassen von Begriffen hilft hier weiter. Bei einem zu umfangreichen Suchergebnis müssen die hochwertigen Studien herausgefiltert werden (v. a. RCTs und SRs). Leider kann man sich, selbst wenn man Level 1 Evidenz gefunden hat, noch nicht bequem zurücklehnen. Das Studiendesign ist nur eine der Ursachen für Bias. Nach der abgeschlossenen Recherche müssen die gefundenen Studien einer kritischen Überprüfung unterzogen werden, z. B. mit den Checklisten des Centre of Evidence based Medicine in Oxford (cebm.net unter „EBM tools" und „Critical Appraisal"). Dabei werden ganz allgemein 2 Fragen beantwortet: (1) Ist die Größe des Effektes bedeutsam? und (2) Sind die Resultate plausibel? Beides sollte gegeben sein, um Studienergebnisse als Behandlungsvariante ins Auge zu fassen. Hat man eine EBSQ zur Verfügung, wird einem die kritische Überprüfung abgenommen – ein weiterer Vorteil dieser Ressourcen. Es lohnt sich aber immer ein Blick „unter sie Motorhaube" – also jenen Bereich, in dem die Methoden des EBSQ beschrieben sind, um zu sehen, wie genau, die Herausgeber zu ihren Resultaten kommen.

3.13 Anwenden

Die beste und aktuellste Behandlungsmethode aus einem EBSQ muss aber noch lange nicht die beste Lösung für die Patientin sein, wenn sie nicht mit ihren Wünschen und Vorstellungen übereinstimmt und ihre Ängste berücksichtigt. Diese werden von verschiedenen Faktoren bestimmt, die nicht immer vorherzusagen sind. Es ist daher Aufgabe des Arztes oder Therapeuten, die geplante Therapie und mindestens eine Alternativbehandlung so gut wie möglich zu beschreiben und alle Vor- und Nachteile so gut zu erklären, dass die Patientin eine informierte Entscheidung treffen kann. Dieser Prozess kann durchaus langwierig sein. Da sich auf dem Gebiet der Beckenbodenerkrankungen jedoch meist kein eiliger Handlungsbedarf ergibt, ist oft genügend Zeit zu überlegen. Die Erfahrung zeigt, dass reiflich überlegte Therapieentscheidungen sowohl für Behandler als auch Patienten von Vorteil sind.

3.14 Verbessern

Hier kehren wir zu Grundthese dieses Kapitels zurück – der Wissensexplosion. Davon ist natürlich auch die EBP selbst betroffen. Das Werkzeug des EB-Praktikers ist sogar einem besonderen Innovationsdruck ausgesetzt und der betrifft nicht nur den medizinischen Bereich im engeren Sinn. Die Entwicklungen der Computer Hard- und Softwareindustrie und des Internets sind rasant und wer sich vor Augen hält, dass heute fast niemand mehr ohne Computer in der Hosentasche herumläuft, der die Leistung einer Großrechneranlage der 1980er Jahre übertrifft, dem wird vielleicht bewusst, dass es schon in wenigen Jahren vielleicht ein kleiner Bereich an der Innenseite einer Brille sein wird, von dem man neben den aktuellen Labordaten eines Patienten auch die Wechselwirkungen seiner Medikamente und die neueste Evidenz zur Therapie ablesen und vielleicht mit einer Handgeste zum Drucker schicken kann. Es lohnt sich daher, immer wieder einmal einen Suchlauf zum Thema *„evidence-based medicine"* oder *„evidence-based practice"* zu starten, um zu sehen wohin die Reise geht und ob es vielleicht Neuigkeiten gibt, die uns die Anwendung der besten und gleichzeitig aktuellsten Heilkunst zum Wohl unserer Patientinnen erleichtern können.

Literatur

Sackett DL, Rosenberg WMC, Gray JAM, Haynes RB, Richardson WS. Evidence-based Medicine: What It Is and What It Isn't. 'Evidence-based Medicine: What It Is and What It Isn't.In: British Medical Journal. 312, 1996, S. 71–72.

Straus SE et al. Evidence-Based Medicine: How to Practice and Teach it. Elsevier Ltd, Oxford; 4th Edition. 2010, ISBN-13: 978-0702031274.

Schardt C et al. Utilization of the PICO framework to improve searching PubMed for clinical questions. BMC Med Informat Decis Making 2007, 7:16.

4 Beckenbodentraining

Eine Physiotherapeutin macht Notizen über die von ihr geleiteten Therapiesitzungen: Eine 56-jährige Frau kommt zur Therapie. Sie versichert „eigentlich keine Probleme mit Inkontinenz zu haben", nur die Frauenärztin habe ihr empfohlen, eine Therapie aufgrund einer Beckenbodenschwäche zu machen. Bei genauer Nachfrage ist es ihr Ziel die Probleme, die ihre Mutter hat, zu vermeiden. Im Gespräch gibt die Patientin an, dass sie, weil sie sich mit der Blase nicht mehr sicher fühlte, aufgehört hat zu laufen, zu wandern und zu tanzen. Sie möchte ihr Leben durch eine schwache Blase nicht mehr einschränken.

4.1 Die Funktion und Sonderstellung des Beckenbodens

In einem gesunden Körper arbeiten die Muskeln automatisch funktionell zusammen. Es stellt sich die Frage, was das Bewegungsziel ist: auf einen Berg gehen, Tennis oder Klavier spielen, Brot schneiden oder schreiben? Wenn das Ziel klar ist, arbeitet der Körper so, dass er im optimalen Fall mit möglichst wenig Aufwand das Ziel erreicht. In der Therapie und im Training ist nicht zwangsläufig das Erreichen einer maximalen Kraft gefragt, sondern eine möglichst effiziente Funktion, ausgerichtet auf das Ziel. Gut koordinierte Bewegungen, die auch im notwendigen Ausmaß den Beckenboden aktivieren, fühlen sich für uns angenehm an und werden, weitgehend unbewusst, von unserem Körper fein reguliert. Diese Steuerung der Rumpfmuskulatur arbeitet überwiegend automatisch wenn es darum geht das Gleichgewicht zu halten, damit wir zum Beispiel bei einfachen Armbewegungen oder beim Gehen nicht umfallen.

4.2 Die Beckenbodenmuskulatur arbeitet schon vorher

Die Beckenbodenmuskulatur nimmt gemeinsam mit einigen anderen Rumpfmuskeln eine Sonderstellung ein, da sie, wenn sie gesund ist, nicht erst während oder reaktiv auf die Belastung aktiviert wird, sondern bereits vorher eine Schutzspannung aufbaut. Im Normalfall funktioniert dieser Schutzmechanismus ganz automatisch: vor dem Husten, vor dem Lachen, vor dem Stolpern. Menschen mit einer Schwäche der Becken-bodenmuskulatur hingegen müssen bereits vor der Anstrengung rechtzeitig aktiv den Beckenboden anspannen [Sapsford 2008].

4.3 Von der Funktionsstörung zur Krankheit

Ist die Muskulatur aus dem Gleichgewicht, kommt es zu Funktionsstörungen, die sich oft erst im Laufe von Jahren äußern. Im Bereich des Beckenbodens gibt es eine Vielzahl an Krankheitsbildern, die mit muskulärer Fehlfunktion in Zusammenhang stehen können: Belastungsinkontinenz, Drangbeschwerden, Organsenkungen, Beckenschmerz, Blasen- und Stuhlentleerungsstörung, Vulvodynie, Obstipation, Funktionsveränderungen während der Schwangerschaft und nach der Geburt und nicht zu vergessen Probleme bei der Sexualität (s. Kapitel 2). Funktionsstörungen erschweren das Leben, tun aber oft nicht weh, daher sind meist andere Symptome Anlass das muskuläre Gleichgewicht wieder zu suchen. Fehlfunktionen können dazu führen, dass verschiedene Bereiche im Körper überfordert werden und symptomatisch reagieren – Schwachstellen wie die Wirbelsäule, das Knie, aber eben auch der Beckenboden können davon betroffen sein.

Die Harninkontinenz als häufiges Symptom wird von der ICS, der internationalen Kontinenzgesellschaft und der IUGA, der internationalen urogynäkologischen Vereinigung definiert als *„the complaint of involuntary loss of urine"*, d. h. jeglicher Art von unfreiwilligem Harnverlust, die für Betroffene ein Problem darstellt [Haylen 2010]. Die Häufigkeit liegt je nach untersuchten Bevölkerungsgruppen und Risikofaktoren zwischen 12 und 60 %, wobei mehr Frauen betroffen sind, als Männer (s. Tab. 2.1).

4.4 Die Zusammenarbeit der Muskeln: was ist gesund – was verändert sich bei Inkontinenz

Bei beckenbodenassoziierten Erkrankungen, wie zum Beispiel bei der Belastungsinkontinenz, gibt es ein Missverhältnis zwischen Belastung und Belastbarkeit. Das Ziel des Beckenbodentrainings ist es, die Belastbarkeit des Beckenbodens durch Training zu erhöhen, was in der Regel mehrere Monate dauert. Von Anfang an wird daher in der Therapie auch beckenbodenschonendes Verhalten geübt, solange bis die normalen Alltagsaktivitäten oder zum Beispiel auch sportliche Belastung den zunehmend kräftigeren Beckenboden nicht mehr überbelasten.

4.4.1 Die Muskelarbeit des gesunden Beckenbodens

Hodges wies mit gesunden Probanden nach, dass der Beckenboden nicht nur einen Beitrag zur Kontinenz leistet, sondern auch an der Kontrolle der Körperhaltung und an der Atmung beteiligt ist. In einer Studie erhob er mittels einer vaginalen und analen Sonde die Muskelaktivität des Beckenbodens bei Armbewegungen [Hodges 2007]. Gleichzeitig wurden die Aktivitäten jener Muskeln gemessen, die die aufrechte Haltung und das Gleichgewicht bewahren. Dabei wurde festgestellt, dass der Beckenboden schon VOR der Armbewegung aktiviert wird. In ähnlicher Weise wurde diese *„Feedforward"* genannte Aktivierung auch für die querverlaufende Bauchmuskulatur (*M. transversus abdominis*) und für die *Musculi multifidii*, die zur Rückenmuskulatur gehören, gefunden. Somit ist es naheliegend, dass es eine Zusammenarbeit dieser Muskelgruppen bei der Stabilisierung des Rumpfes gibt [Smith 2007]. Sjödahl testete dieselbe Muskulatur und ließ die Probanden bei der Testbewegung das Bewegungstempo selbst wählen. Sie wollte sicher sein, dass bei der Studie eine „alltagstypische" Muskelaktivität abgefragt wird und es zu keiner Beeinflussung durch die Laborsituation kommt. Sie kam zum gleichen Ergebnis: auch bei selbstgewähltem Tempo arbeiten diese Muskelgruppen im *Feedforward*-Modus [Sjödahl 2009].

4.4.2 Die gestörte Muskelarbeit bei Inkontinenz

Es gibt Hinweise, dass Frauen mit Inkontinenz ganz andere spontane Muskelaktivitäten aufweisen als Gesunde. Es beginnt mit dem Schwerpunkt des Körpers: Frauen mit Inkontinenz scheinen den Körperschwerpunkt weiter kopfwärts zu haben als Kontinente. Offenbar bringen ihre muskulären Aktivitäten den Schwerpunkt weg von der Mitte. Alle drei Muskelgruppen Beckenboden, *M. tranversus abdominis* und *Mm. multifidii* arbeiten verzögert. Es stellte sich auch heraus, dass die Blasenfüllung Einfluss auf die Beckenbodenaktivität bei inkontinenten Menschen hat. Bei geringer Blasenfüllung ist die Beckenbodenaktivität geringer als bei Gesunden. Je größer das Blasenvolumen ist, bzw. je mehr Harn in der Blase ist, umso größer ist die Verzögerung der Muskelaktivität [Smith 2007]. Bei allen drei Muskelgruppen ist die Aktivität verzögert, wenn sie aber einsetzt, dann führt dies zu einem größeren Bewegungsausschlag als bei einer kontinenten Vergleichgruppe. Die feine, differenzierte Muskelaktivität geht verloren. Der Körper reagiert zunehmend nach dem Alles-oder-Nichts-Prinzip, mit immer weniger Abstufungen dazwischen.

Aus dem Notizbuch einer Therapeutin: Eine Patientin – Mitte 30, gut trainiert – kommt in die Therapie. Sie verliert Harn beim Laufen und Lachen, worauf sie mit großer Betroffenheit reagiert. Sie treibt gerne Sport und fühlt sich seit einiger Zeit durch ihre Kontinenzprobleme sehr eingeschränkt. Ohne Slipeinlage sind viele Sportarten für sie nicht mehr möglich. Beim Laufen muss es sogar eine größere Binde sein. Im Rahmen der Erstuntersuchung wird eine Tastuntersuchung durchgeführt. Der schnelle Wechsel von An- und Entspannung ist für sie schwierig. Der Beckenboden ist mit dieser Aufgabenstellung überfordert und verspannt dabei massiv. Die Schwäche liegt scheinbar in der Entspannungsfähigkeit.

4.4.3 Was wurde bereits erforscht

Das AWMF-Register 015/005 Review Protokoll Physiotherapie bei Belastungsinkontinenz verglich im Jahr 2013 insgesamt 59 Studien zum Thema Physiotherapie bei Belastungsinkontinenz. Die Ergebnisse wurden in den interdisziplinären S2e-Leitlinien „Diagnostik und Therapie der Belastungsinkontinenz der Frau" im Physiotherapie-Teil zusammengefasst [AWMF 2013]. Wie viele andere Organisationen empfiehlt auch diese Leitlinie ein angeleitetes Beckenbodentraining über mindestens drei Monate. Dieses soll bei Misch- oder Dranginkontinenz mit einem Blasentraining kombiniert werden. In der Schwangerschaft und nach der Geburt soll ein Beckenbodentraining zur Prävention und Therapie von Inkontinenz angeboten werden. Dabei wird empfohlen, mit digitaler Palpation oder mit dem Perineometer Fortschritte zu messen. Die Besserungs- und Heilungsraten nach dem Beckenbodentraining variieren laut S2e-Leitlinie zwischen 56 % und 75 %, je nach Studie und je nach Definition von Besserung und Heilung. Die Leitlinie basiert unter anderem auf zahlreichen systematischen Reviews aus der Cochrane Datenbank (Cochrane Database of Systematic Reviews, cochrane.org), die in Tabelle 4.1 aufgelistet sind.

Tab. 4.1: Systematische Reviews (SR) der Cochrane Collaboration in denen die Effektivität von Beckenbodentraining (BBT) untersucht wurde.

Titel	Schlussfolgerung	Zitat
Pelvic floor muscle training for prevention and treatment of urinary and faecal incontinence in antenatal and postnatal women.	Es gibt zu wenig Belege für die länger als ein Jahr anhaltende Wirkung eines vorbeugenden BBT; die Zahl der Frauen, die die Übungen längerfristig durchführen, nimmt mit der Zeit ab (22 Studien, 8485 Patientinnen)	Boyle 2012
Pelvic floor muscle training versus no treatment, or inactive control treatments, for urinary incontinence in women	BBT hilft Frauen Belastungs-, Drang- und Mischinkontinenz zu heilen, oder signifikant zu bessern (21 Studien, 1231 Patientinnen)	Dumoulin 2014
Comparisons of approaches to pelvic floor muscle training for urinary incontinence in women	Frauen, die regelmäßigen Kontakt mit Personen hatten, die ihnen BBT beibrachten und ihren Fortschritt kontrollierten, hatten eine höhere Wahrscheinlichkeit für einen Behandlungserfolg. Es konnte kein Unterschied für verschiedene Methoden der Unterweisung gefunden werden, dazu sind weitere Studien notwendig (21 Studien, 1490 Patientinnen)	Hay-Smith 2011
Pelvic floor muscle training added to another active treatment versus the same active treatment alone for urinary incontinence in women	Es wurden zu wenig Studien gefunden, um sagen zu können, ob ein BBT als Zusatzbehandlung zu einer anderen aktiven Therapieform vorteilhaft ist, im Vergleich zu der aktiven Behandlung allein (11 Studien, 884 Patientinnen)	Ayeleke 2013
Feedback or biofeedback to augment pelvic floor muscle training for urinary incontinence in women	Apparatives Biofeedback war in einigen Studien einfacheren Methoden (verbales Feedback, Tastuntersuchung) überlegen. Es ist aber nicht klar, ob dieser Effekt durch die Behandlung selbst, oder den höheren Zeitaufwand und damit längeren Kontakt mit Behandlern verursacht wurde (24 Studien, 1583 Patientinnen)	Herderschee 2011

Titel	Schlussfolgerung	Zitat
Conservative management for postprostatectomy urinary incontinence	Die Evidenz über Vorteile von BBT zur Vorbeugung oder Behandlung von Männern vor und nach radikaler Prostataentfernung bei Prostatakrebs im Hinblick auf Stressinkontinenz ist widersprüchlich (37 Studien, 3399 Patienten)	Campbell 2012
Conservative prevention and management of pelvic organ prolapse in women	Bei der Behandlung von Frauen mit Beckenorganprolaps gibt es leichte Vorteile für das BBT im Vergleich zu Kontrollgruppen ohne Therapie (6 Studien, 975 Patientinnen)	Hagen 2011

Bereits 1948 schrieb Arnold Kegel „*Exercise with the Perineometer is useful in restoring function and tone in the immediate postpartum period*" (Übungen mit dem Perineometer sind sinnvoll für die Wiederherstellung von Funktion und Tonus in der frühen Rückbildungszeit nach der Geburt). Er war einer der ersten, der Beckenbodentraining einsetzte und systematisch erforschte. Er führte auch Studien über das Beckenbodentraining nach der Geburt durch. Dabei verwendete er nicht nur sein Perineometer, sondern auch die Tastuntersuchung mit dem Finger (digitale Palpation), um den Frauen zu helfen, die Beckenbodenmuskulatur zu finden und zu beurteilen, ob die Kontraktion korrekt ist [Kegel 1956]. Das Perineometer kam dann als Trainingsunterstützung bei der Heimanwendung durch die Patientin zum Einsatz. Seine Ergebnisse konnten sich sehen lassen: die Besserungs- und Heilungsraten lagen um die 80 %. Angeleitet wurden die Frauen so: nach Einführen des Perineometers in die Scheide sollten sie dieses maximal zusammendrücken, um einen möglichst hohen Wert auf der angeschlossenen Messskala zu erzielen. Diese „Kegelübungen" wurden mit Erfolg angewendet und noch heute liest und hört man von ihnen [Kegel 1948]. Seit damals sind viele randomisierte, kontrollierte Studien entstanden, die die anfänglich in Kegels Fallserien sehr hoch scheinenden Erfolgsraten ein wenig nach unten korrigierten. Allerdings belegten auch die RCTs die Wirksamkeit des Beckenbodentrainings: es ist effektiver als kein Training und als verschiedene Scheinbehandlungen bei Belastungsinkontinenz, zeigt Wirksamkeit bei Beckenorganprolaps, männlicher (Post-Prostatektomie-) Stressinkontinenz, sowie bei überaktiver Blase und Mischinkontinenz. Moderate Effekte sind auch in der Vorbeugung von Funktionsstörungen des Beckenbodens belegt. Viele dieser Studien wurden gemeinsam in SRs ausgewertet (Tab. 4.1). Die Heilungsraten variieren insgesamt zwischen 44 % und 67 %. Bei diesen Studien wurde zur Messung des Harnverlustes öfters der so genannte „Pad-Test" eingesetzt. Dabei tragen Studienpatientinnen eine Inkontinenzvorlage und machen in einem definierten Zeitraum Übungen (z. B. Treppensteigen, im Stand hüpfen, Husten, etc.). Die Vorlage (engl. *Pad*) wird vorher und nachher abgewogen und anhand der Gewichtszunahme wird der Harnverlust abgeschätzt. Die norwegische Sportwissenschaftlerin Kari Bø erforscht seit Jahren den Beckenboden und die Möglichkeiten, ihn nach den Grundsätzen der Trainingstherapie zu behandeln. Sie untersuchte unter anderem, wie es mit Hilfe von Maximalkrafttraining zur Verbesserung der Funktion und auch zu morphologischen Veränderungen in der Muskulatur kommen kann. Ihre Studien belegen wie wichtig es ist über längere Zeit konsequent im Training zu bleiben. Sie ergänzte das Einzeltraining mit einer Gruppen-Therapiestunde pro Woche, um den aktiven Beckenboden in Alltagsbewegungen und -anforderungen zu integrieren [Bø 1999].

Nicht nur die Kräftigung der Muskulatur ist für den Erfolg des Beckenboden-trainings wichtig, auch die Fähigkeit, im richtigen Moment – etwa kurz vor einem Hustenstoß oder einer anderen Belastung mit starkem Druckanstieg im Bauchraum – in kürzester Zeit eine maximale Anspannung zu erzielen, um eine Inkontinenz zu verhindern. Dieses Manöver wurde erstmals 2001 genauer untersucht und von einer Arbeitsgruppe der Universität Michigan auf „the Knack" (auf Deutsch der Kniff, auch der Trick) getauft [Miller 2008]. Die Voranspannung des Beckenbodens vor Belas-tungseinwirkung, wie zum Beispiel beim Husten ist eigentlich physiologisch (s. Feed-forward), bei Beckenbodenschwäche muss dies aber bewusst gemacht und wieder neu erlernt werden.

---

i Merke: Zwei wichtige Bestandteile des Beckenbodentrainings sind (1) die gezielte Kräftigung der Muskulatur durch konsequente Übungen und (2) das Erlernen einer momentanen, plötzlichen Mus-kelanspannung zum Verschluss der Harnröhre unmittelbar vor Belastungssituationen.

Beckenbodentraining vor und nach der Geburt wird immer stärker auch zur Vorbeu-gung von Harn- und Stuhlinkontinenz, sowie Beckenorganprolaps empfohlen. Man geht davon aus, dass Geburtsverletzungen so besser heilen können und der Körper den Beckenboden wieder in die Gesamtkörperarbeit integriert. Dadurch, und durch die in diesem Bereich geleistete Präventivarbeit, ist oft schwer festzustellen, ob dieser Gedanke auch richtig ist. In den bisher durchgeführten Studien waren Frauen mit und ohne Inkontinenz in den Testgruppen und es wurde festgestellt, dass Beckenbo-dentraining kurzzeitig bei inkontinenten Frauen einen Effekt hat. Für Langzeitergeb-nisse werden noch mehr und größere Studien benötigt. Derzeit gibt es noch zu wenig wissenschaftliche Belege für die Wirksamkeit des Beckenbodentrainings im Bereich der Prävention [Boyle 2012].

Auch in der Behandlung von Beckenorganprolaps wurde das Beckenboden-training überprüft. Es zeigten sich Therapieerfolge im Vergleich mit unbehandelten Frauen; bei der Gegenüberstellung mit anderen Behandlungsformen des Prolaps fanden sich keine klaren Unterschiede, bzw. lagen zu wenige Studien vor, um sichere Schlussfolgerungen zuzulassen. Hier werden noch mehr Studien gebraucht, um klarer zu sehen [Hagen 2011].

Mohktar hat 2013 in einer kleinen, randomisierten Studie überprüft, ob eine Ver-besserung der Beckenboden-Muskelaktivität auch eine Veränderung der Sexualität bei Frauen bewirkt. Die Muskelaktivität wurde mittels Elektromyographie (EMG) gemessen, einer Methode bei der die elektrischen Potenziale der Muskelzellen bei Kontraktion abgeleitet werden (s. Kapitel 5).Für die Fragen zur Sexualität wurde ein standardisierter Fragebogen (PISQ-12) verwendet. In diesem werden die Lust auf Sexualität, die Orgasmusfähigkeit, Inkontinenz und Schmerz bei der Sexualität sowie auch die Probleme des Partners abgefragt. Hier zeigte sich eine bedeutsame Verbesserung der Muskelaktivität und der Sexualfunktion in der Gruppe, die Beckenbodentraining durchführte, im Vergleich zu einer unbehandelten Kontrollgruppe [Mohktar 2013]. Sonst ist die Literatur bezüglich der Behandlung von Sexualproblemen mit Beckenbodentraining eher dünn. Eindeutig ist aber, dass Sexualstörungen durch Beckenbodentraining positiv beeinflusst werden, wenn dadurch eine Inkontinenz oder ein anderes Beckenbodenproblem gebessert wird.

In einem eigenen SR geht die Cochrane Collaboration auf die Frage des „Feedback" und „Biofeedback" im Rahmen des Beckenbodentrainings ein. Die Kontrolle, ob und wie ein Muskel aktiviert wird ist sowohl für die Behandelnden, als auch die Patienten von kritischer Bedeutung. Bei Gesunden spielt sich, wie schon erwähnt, sehr viel unterhalb der Wahrnehmungsgrenze – quasi automatisch – ab. Sobald ein Problem mit Muskelfunktion und -koordination auftritt, muss die (Fehl-) Funktion analysiert, korrigiert und zu Übungszwecken deutlich wahrnehmbar gemacht werden. Dies ist gerade bei der Beckenbodenmuskulatur nicht so einfach, da Kontraktion und Entspannung von außen oft nicht deutlich genug sichtbar sind. Daher ist die Kommunikation gerade beim Beckenbodentraining von besonderer Wichtigkeit und verbales Feedback essenziell. Dies allein ist aber keineswegs ausreichend, sonst wäre dieses Buch wohl nie geschrieben worden. Die Tastuntersuchung ist als objektives Verfahren zusätzlich notwendig, um Muskelkontraktion und -entspannung zu erfassen und zu kontrollieren. Darüber hinaus haben sich eine Reihe von apparativen Methoden etabliert, die teilweise auch zur Unterstützung des Trainings zu Hause geeignet sind. Solche Biofeedback-Verfahren erfordern einen gewissen personellen, apparativen und auch finanziellen Mehraufwand Es stellt sich daher die Frage, ob es dadurch zu Verbesserungen im Vergleich zu einfachem Feedback mit verbaler Kommunikation und Tastuntersuchung kommt. Die Daten, die bisher zu diesem Thema vorliegen, zeigen einen Vorteil für apparative Biofeedback-Methoden, allerdings gibt es ein Problem: man kann nicht genau sagen, ob der Unterschied durch das Gerät, oder die längere und intensivere Kommunikation mit den Behandlern, die durch die Handhabung der verschiedenen Apparate notwendig ist, zustande kommt. Hier müssen weitere Studien zu Klärung der Situation durchgeführt werden [Herderschee 2011].

4.5 Den Beckenboden aktivieren lernen

Das Zusammenspiel von Muskeln und Nervensystem ist ein überaus komplexer Vorgang, der glücklicherweise in sehr vielen Fällen und natürlich auch im Bereich des Beckenbodens von unserer aktiven Wahrnehmung unabhängig ist. Beispiel: beim Stolpern laufen alle folgenden Reaktionen vollautomatisch ab. Bei erkrankungsbedingten muskulären Funktionsstörungen ist es manchmal notwendig, die gestörte automatische Muskelaktivität neu zu erlernen – so auch bei der Beckenbodenmuskulatur. Im englischen Sprachraum wird dafür auch der Begriff *pelvic floor reeducation* verwendet. Im weitesten Sinn handelt es sich dabei um das (Wieder-)Erlernen einer motorischen Fertigkeit. Dieser Vorgang wurde in den 1960er Jahren von Fitts und Posner näher untersucht und in 3 Etappen eingeteilt, die in Kapitel 6 näher erklärt sind [Fitts 1967].

Beim Beckenbodentraining sehen die Etappen des Erlernens von motorischen Fertigkeiten folgendermaßen aus:

1 – Wahrnehmung („Wie geht das überhaupt?")
–   Erklärung der Bewegung (verbale Beschreibung, Zeichnung, etc.)
–   Vorstellung der Bewegung in Gedanken
–   Rolle der Aktivierung von zusätzlichen Muskelgruppen (Bauch, Rumpf, Rücken)
–   hohe Bewusstseinsaktivität zur Kontrolle der Bewegungen notwendig
–   Bewegungen sind langsam, ineffizient, unkoordiniert

2 –Integration („Ich beginne die Bewegungen zu verinnerlichen")
–   durch häufige Wiederholungen immer bessere Feinkoordination
–   weniger bewusste Kontrolle nötig
–   Bewegungen werden fließender, harmonischer

3 – Automatisierung („Ich habe die Details vergessen, es geht wie von selbst")
–   automatisierte Bewegungsmuster, keine gerichtete Aufmerksamkeit mehr notwendig
–   gleichzeitige Konzentration auf andere Aktivitäten möglich

In der Therapie ist es vorteilhaft, bei der Erstellung des Therapiezieles gleich zu Beginn diese Etappen des Lernens motorischer Fertigkeiten zu besprechen, da Klienten und Patienten dann oft besser verstehen, welcher Aufwand bis zur Erreichung eines Therapiezieles erforderlich ist. Die Phase der Wahrnehmung ist für die Patienten meist die anstrengendste Etappe, denn die dafür notwendige Konzentration ist ungewohnt und sie driften zu Hause beim Üben in Gedanken ab. Sie spüren auch die Aktivität der Muskulatur noch wenig. Es kann ein Gefühl der Ohnmacht entstehen: „Bin ich wirklich so schwach?" Die Antwort darauf ist meist: „Ja, in diesem Bereich sind Sie momentan so schwach." Der Körper hat oft lange Zeit versucht zu kompensieren. Eine Hilfestellung kann dabei die Erklärung sein, dass die Schwäche nicht neu für den Körper ist. Neu dagegen ist, dass durch intensives Üben das Gefühl wiederkommen kann und dass dies oft als ein großartiger Schritt in Richtung Gesundheit empfunden wird. Wenn die Wahrnehmung des eigenen Körpers beginnt sich zu verbessern, können sich auch Kraft, Ausdauer und Entspannungsfähigkeit steigern.

In dieser Phase braucht man am besten mehrmals am Tag Zeit, um Kontakt mit dem eigenen Körper aufzunehmen und diese Bahnung immer wieder stattfinden zu lassen. Das Training muss jedes Mal kurz und hochkonzentriert sein.

Die Phase der Integration fällt dann oft leichter. Jetzt wird bereits Veränderung wahrgenommen. Die Muskelaktivität wird klarer, kräftiger. Die Entspannung fällt nicht mehr so schwer. Das ist der Zeitpunkt, an dem Üben oft Spaß zu machen beginnt und die Patienten erfreut in die nächste Therapiestunde kommen, weil sie gute Fortschritte spüren. Oft ist es auch die Zeit, in der Symptome schwächer werden. Sie sehen die ersten Erfolge. Für Patienten beginnt ein neues Leben: „Es ist doch nicht alles verloren!" Jetzt können sie sich vorstellen, dass Besserung und Heilung möglich sein könnte. Ein gutes Gefühl. In dieser Phase kann und soll zeitlich viel intensiver geübt werden, als in der kognitiven Phase. Die Wiederholung ist solange nötig, bis das Stadium der Automatisierung erreicht ist.

4.5.1 Die *Feedforward*-Arbeit

Kann man auch die *Feedforward*-Arbeit – also die vor einem Stimulus auftretende Muskelaktivität – in das Beckenbodentraining einbauen? Dazu gibt es Untersuchungen, bei denen mittels EMG-Ableitungen Personen identifiziert wurden, die verlernt hatten den *M. transversus abdominis* vor einer Armaktivität anzuspannen. Als Intervention wurde ein Bauchmuskeltraining gemacht. Danach wurde noch einmal der Test mit dem Armheben durchgeführt. Nach der selektiven Arbeit der Bauchmuskulatur war die Anspannung bei der zweiten Testung früher als bei der ersten nachweisbar [Tsao 2007]. Das lässt erwarten, dass die *Feedforward*-Aktivität wieder erlernt werden kann. Erfahrungen aus der Praxis des Beckenbodentrainings zeigen ein ähnliches Ergebnis: es ist durchaus sinnvoll, den Beckenboden in verschiedenen Positionen zu testen. Wenn das Training fortgeschritten ist und die Eigenaktivität des Beckenbodens ein ausreichendes Niveau erreicht hat, kann man den Beckenboden zum Beispiel am Pezziball oder auf dem Trampolin zur Mitarbeit anregen, ohne vorher den Bewegungsauftrag „Bitte spannen Sie den Beckenboden mit an!" erteilen zu müssen. Dieser Zeitpunkt ist ein ganz entscheidender in der Therapie. Hier beginnt der Beckenboden von sich aus seine Aufgabe zu übernehmen, zumindest wenn keine weiteren Aktivitäten gleichzeitig notwendig sind. Die Kombination mit anderen Aktivitäten, zum Beispiel mit Ausübung von Sport, entspricht dann schon der nächsten Schwierigkeitsstufe. Was den Beckenboden betrifft bedeutet dies meist ein Umlernen, da der Körper in seiner Not oft jahrelang versucht hat, mit verschiedenen Kompensationsmechanismen die fehlende oder schwache Beckenbodenaktivität auszugleichen. Das bedeutet, den Beckenboden während verschiedener Alltagsaktivitäten mit steigendem Schwierigkeitsgrad zu fordern. Seine Aufgabe, die Organe in ihren Positionen zu stabilisieren und bei Gleichgewichtsreaktionen aktiv zu sein, muss in jeder Bewegung wieder möglich werden. So kann die Patientin aus dem Anfangsbeispiel vielleicht zuerst wieder eine Wanderung mit wenig Steigung machen. Sie weiß, dass sie nach einer Stunde eine Pause machen muss um sich und den Beckenboden zu erholen und soll danach den Beckenboden wieder mit ein paar Übungen aktivieren, bevor sie ihre Wanderung fortsetzt. Wenn die Lernphasen beachtet werden und der Patient den Beckenboden gut und selektiv fordern kann, dann ist die Zeit für ein Krafttraining gekommen, wie man es auch aus dem Sportbereich kennt: schneller – höher – stärker und um durch den Einsatz von maximaler Kraft und Ausdauer nach Möglichkeit auch wieder das Muskelvolumen zu steigern und die individuell optimale Belastbarkeit zu erreichen.

4.5.2 Das Training für Fortgeschrittene

Es ist wichtig für Betroffene, die die Etappe der Automatisierung erreicht haben, einen guten Trainingsplan zu erstellen, damit die Motivation nicht nachlässt. Hier bewährt sich einmal mehr eine möglichst praktikable, objektive Überprüfungsmethode, mit der einerseits der Ausgangspunkt eines (geschwächten) Beckenbodens beschrieben werden kann, andererseits Ziele gesteckt werden können und auf dem Weg dorthin der Trainingsfortschritt laufend kontrollierbar ist. Die Möglichkeiten für ein Assessment (engl. für Beurteilung, Überprüfung) des Beckenbodens sind äußerst vielfältig und im Vergleich zur Palpation ebenfalls von Bedeutung, weshalb wir dem Thema ein eigenes Kapitel gewidmet haben (s. Kapitel 5). Wichtig ist es, ungeachtet der Methode des Assessments, bei der Festlegung des Therapiezieles eine gute Balance zwischen zu ehrgeizig und zu wenig anspruchsvoll zu finden. Einer von vielen verschiedenen Vorschlägen für einen Trainingsaufbau stammt aus einem Lehrbuch von Kari Bø: hier wird das Einzeltraining, das 2–3 mal wöchentlich stattfinden soll mit einer Gruppentherapie einmal pro Woche kombiniert. In der Gruppe werden auch Alltagsbewegungen und Alltagsaktivitäten so trainiert, dass der Beckenboden einerseits möglichst entlastet, andererseits im Fall von Anforderungen z. B. bei Druckbelastungen in einer Weise belastet wird, dass er seinen Aufgaben gerecht werden kann. Für das Einzeltraining wird Folgendes empfohlen [Bø 2008]:
- 2–3 mal/Woche
- mit 60–70 % der Kraft
- 1–3 mal/Tag, je 8–12 Wiederholungen
- langsame bis mittlere Geschwindigkeit

4.5.3 Das Beckenbodentraining als Teil einer erweiterten Behandlung

Das Beckenbodentraining ist ein wichtiger Baustein in der Behandlung der Funktionsstörungen im Beckenbodenbereich. Da aber, wie in den vorangegangenen Kapiteln beschrieben, der Beckenboden eng mit anderen Muskeln zusammenarbeitet, können zur Unterstützung für ein optimales Therapieergebnis bei Bedarf auch andere

Körperabschnitte in die Therapie mit einbezogen werden. Dafür kommen folgende Maßnahmen in Frage:
- sensomotorische Wahrnehmungsschulung – Feedback
- selektives Beckenbodentraining
- Entspannungstechniken
- Atemschulung
- funktionelle Schulung der Beckenbodenaktivität
- beckenbodenschonendes Verhalten und Ergonomie für verschiedene Alltagsaktivitäten
- Kraft- und Ausdauertraining
- Narbenbehandlung
- manuelle Techniken an Beckenboden, Bauchstrukturen und Organen
- Elektrostimulation
- Blasentraining
- Training von Aufschubstrategien

Wann und wie diese zusätzlichen Therapiestrategien im Einzelfall eingesetzt werden hängt von der Erfahrung der Behandelnden und den individuellen Bedürfnissen der Betroffenen ab. Ziel sollte ein koordinierter, selbstverständlicher Ablauf der Aktivitäten sämtlicher im Alltag gebrauchter Muskelgruppen sein.

4.6 Wenn es keinen Trainingsfortschritt gibt...

Trotz der vielen guten Therapieergebnisse gibt es vereinzelt auch Situationen, in denen keine Trainingsfortschritte zu beobachten sind. Hier ist sofortiger Handlungsbedarf gegeben, damit Patienten, die gewissenhaft zu Hause üben, möglichst rasch wieder einen erfolgversprechenden Therapieweg einschlagen.

An dieser Stelle werden einige mögliche Fehlerquellen aufgezeigt:
- Kann der Patient außerhalb der Therapiesituation seinen Beckenboden korrekt aktivieren?
- Gibt es Störfaktoren wie z. B. Verletzungen oder Narben, die im Bereich des Beckens Störfaktoren darstellen und die vorrangig behandelt werden müssen?
- Arbeitet kompensatorisch die Hilfsmuskulatur anstatt des Beckenbodens?
- Inwieweit unterstützt die Atmung die Beckenbodenarbeit?
- Gibt es im Bereich der Rumpfstabilisation ein Problem, welches die Beckenbodenaktivität behindert?
- Erfüllt der Patient das in der Therapie vereinbarte Trainingsprogramm?
- Ist die Entspannungsfähigkeit des Beckenbodens ausreichend vorhanden?
- Gibt es in aufrechter Position, also während des Alltags eine fehlende oder schlecht koordinierte Aktivität des Beckenbodens?
- Waren die Therapieziele richtig gewählt?

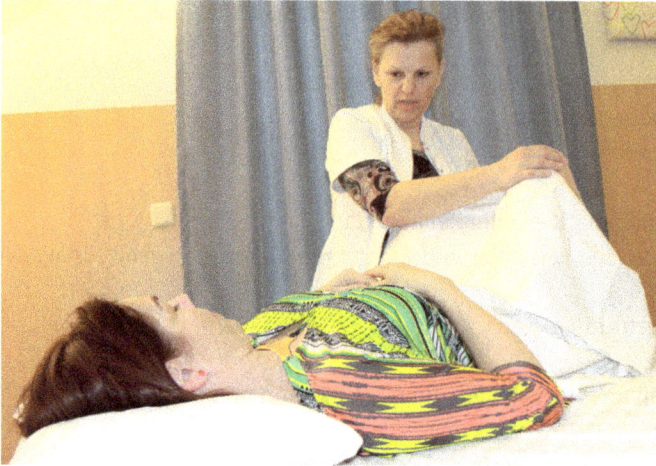

Abb. 4.1: Therapiesituation Befund.

---

i Merke: Es empfiehlt sich therapiebegleitend vom Patienten sowohl die selbstständigen Trainingseinheiten als auch verschiedene Ereignisse z. B. Inkontinenzepisoden in einer einfachen Dokumentation (Übungsheft) eintragen zu lassen. Zur Not genügt es auch schon am Kalender mit Sternchen einzutragen, wie oft tatsächlich geübt wurde.

Literatur

Ayeleke RO, Hay-Smith EJ, Omar MI. Pelvic floor muscle training added to another active treatment versus the same active treatment alone for urinary incontinence in women. Cochrane Database Syst Rev. 2013 Nov 20;11:CD010551.

Bø K 2012. Pelvic floor muscle training in treatment of female stress urinary incontinence, pelvic organ prolapse and sexual dysfunction. World J Urol.

Bø K, Talseth T, Holme I. Single blind, randomised controlled trial of pelvic floor exercises, electrical stimulation, vaginal cones, and no treatment in management of genuine stress incontinence in women. BMJ. 1999;318(7182):487–493.

Bø et al. 2008. Evidence based Physicaltherapy of the pelvic floor.2 Auflage ISBN-13 978-0-443-10146-5.

Botlero R1, Urquhart DM, Davis SR, Bell RJ.2008. Prevalence and incidence of urinary incontinence in women: review of the literature and investigation of methodological issues. Int J Urol. Mar;15(3):230–4.

Boyle R, Hay-Smith EJ, Cody JD, Mørkved S. Pelvic floor muscle training for prevention and treatment of urinary and faecal incontinence in antenatal and postnatal women. Cochrane Database Syst Rev. 2012 Oct 17;10:CD007471.

Campbell SE, Glazener CM, Hunter KF, Cody JD, Moore KN. Conservative management for postprostatectomy urinary incontinence. Cochrane Database Syst Rev. 2012 Jan 18;1:CD001843.

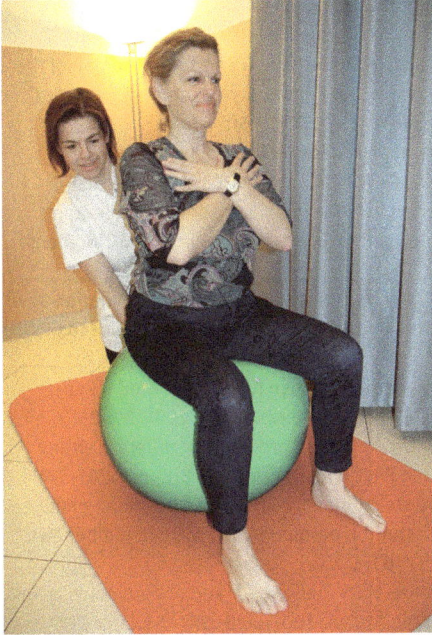

Abb. 4.2: Therapiesituation BBT am Ball.

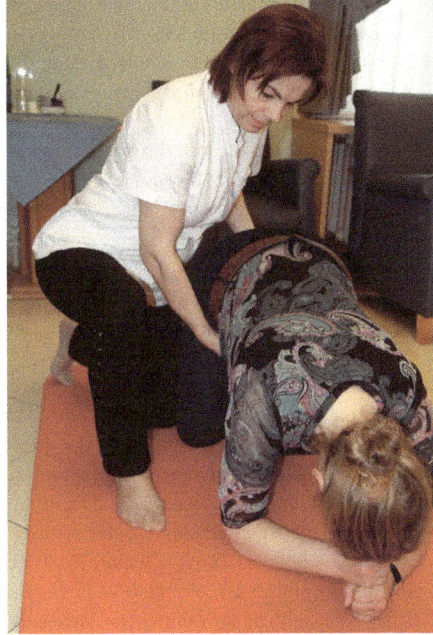

Abb. 4.3: Therapiesituation BBT in Entlastungsstellung.

Dumoulin C, Hay-Smith EC, Mac Habée-Séguin G. Pelvic floor muscle training versus no treatment, or inactive control treatments, for urinary incontinence in women. Cochrane Database of Systematic Reviews 2014, Issue 5. Art. No.: CD005654.

Fitts PM, Posner MI. Chapter 2: Learning and skilled Performance. In: Human Perfomance. 1. ed. London: PHI; 1967:8–15.

Hagen S, Stark D. Conservative prevention and management of pelvic organ prolapse in women. Cochrane Database Syst Rev. 2011 Dec 7;(12):CD003882.

Haylen BT et al. An International Urogynecological Association (IUGA)/International Continence Society (ICS) joint report on the terminology for female pelvic floor dysfunction. Int Urogynecol J. 2010 Jan;21(1):5–26.

Hay-Smith EJ1, Herderchee R, Dumoulin C, Herbison GP. Comparisons of approaches to pelvic floor muscle training for urinary incontinence in women. Cochrane Database Syst Rev. 2011 Dec 7;(12):CD009508.

Herderschee R, Hay-Smith EJ, Herbison GP, Roovers JP, Heineman MJ. Feedback or biofeedback to augment pelvic floor muscle training for urinary incontinence in women. Cochrane Database Syst Rev. 2011 Jul 6;(7):CD009252.

Hodges PW, Sapsford R, Pengel LH. Postural and respiratory functions of the pelvic floor muscles. Neurourol Urodyn. 2007;26(3):362–71.

Interdisziplinäre S2e-Leitlinien Diagnostik und Therapie der Belastungsinkontinenz der Frau AWMF-Register-Nr. 015–005, Juli 2013

Kegel AH. Progressive resistance exercise in the functional restoration of the perineal muscles. Am J Obstet Gynecol. 1948;56(2):238–248.

Kegel AH. Early genital relaxation; new technic of diagnosis and nonsurgical treatment. Obstet Gynecol. 1956 Nov;8(5):545–50.

Miller JM, Sampselle C, Ashton-Miller J, Hong GR, DeLancey JO. Clarification and confirmation of the Knack maneuver: the effect of volitional pelvic floor muscle contraction to preempt expected stress incontinence. Int Urogynecol J Pelvic Floor Dysfunct. 2008;19(6):773–782.

Mohktar MS et al. A quantitative approach to measure women's sexual function using electro-myography: A preliminary study of the Kegel exercise. Med Sci Monit. 2013; 19: 1159–1166.

Neumann PB, Grimmer KA, Deenadayalan Y. Pelvic floor muscle training and adjunctive therapies for the treatment of stress urinary incontinence in women: a systematic review. BMC Womens Health. 2006;6:11.

Nuotio M, Jylhä M, Luukkaala T, Tammela TL. 2003.Urinary incontinence in a Finnish population aged 70 and over. Prevalence of types, associated factors and self-reported treatments. Scand J Prim Health Care.Sep;21(3):182–7.

Richardson C, Hodges P, Hides J. 2.5. motorische Kontrollmechanismen für die Lenden-Becken-Kontrolle. In: Segmentale Stabilisation im LWS- und Beckenbereich. 1. ed.; 2009:20–26.

Sapsford RR, Richardson CA, Maher CF, Hodges PW. Pelvic floor muscle activity in different sitting postures in continent and incontinent women. Arch Phys Med Rehabil. 2008;89(9):1741–1747.

Sjödahl J, Kvist J, Gutke A, Oberg B. The postural response of the pelvic floor muscles during limb movements: a methodological electromyography study in parous women without lumbopelvic pain. Clin Biomech (Bristol, Avon). 2009 Feb;24(2):183–9.

Smith MD, Coppieters MW, Hodges PW. Postural response of the pelvic floor and abdominal muscles in women with and without incontinence. Neurourol Urodyn. 2007;26(3):377–85.

Wallace SA, Roe B, Williams K, Palmer M. Bladder training for urinary incontinence in adults. Cochrane Database of Systematic Reviews 2004, Issue 1. Art. No.: CD001308.

5 Beckenboden-Assessment

Die Palpation ist nicht die einzige Möglichkeit, die Muskulatur des Beckenbodens zu testen. Je nach klinischer oder wissenschaftlicher Fragestellung kommen zahlreiche apparative Methoden zum Einsatz, die wiederum unterschiedliche Eigenschaften des Beckenbodens messbar machen. Diese werden hier vorgestellt und wir haben auch versucht, sie miteinander zu vergleichen. Assessment im engeren physiotherapeutischen Sinn wird von der World Federation of Physiotherapy relativ kompliziert definiert: „Assessment is a process that includes both the examination of individuals or groups with actual or potential disabilities [impairments, activity limitations, participation restrictions], or other conditions of health by history taking, screening and the use of specific tests and measures and evaluation of the results of the examination through analysis and synthesis within a process of clinical reasoning. " („Das Assessment ist ein Vorgang, der sowohl die Untersuchung von Einzelpersonen, als auch von Gruppen mit aktuellen oder potenziellen Einschränkungen [Schädigungen, Aktivitätseinengungen, Behinderungen bei der Teilnahme an sozialen Aktivitäten], oder anderen Gesundheitsproblemen durch Erhebung der medizinischen Vorgeschichte, Sichtungsverfahren mit spezifischen Tests und Messverfahren und Beurteilung von Resultaten von Untersuchungen durch Analyse und Synthese, die durch vernünftiges Abwägen klinischer Argumente geleitet werden, einschließt. – http://www.physio-europe.org/index.php?action=80).

In Bezug auf die Untersuchung des Beckenbodens und seiner Fehlfunktionen können die damit befassten Berufsgruppen unterschiedliche Zugänge haben, unterschiedliche Methoden anwenden und letztendlich unterschiedliche Aspekte desselben Zustandsbildes abdecken. Für alle ist es aber wichtig, verschiedene Methoden der Beckenbodentestung zu kennen (Tab. 5.1). Selbstverständlich gehören auch Untersuchungen der Beckenorgane selbst im weiteren Sinn zum Beckenboden-Assessment, aus Platz- und Übersichtlichkeitsgründen werden wir aber hier auf Urodynamik, Cysto- und Rektoskopie und viele andere wichtige Methoden nicht näher eingehen, sondern beschränken uns weitgehend auf den muskulären Beckenboden.

Tab. 5.1: Ausgewählte Methoden zum Beckenboden-Assessment.

Messung von	Beispiel	Vorteile/Nachteile
Druck in Scheide oder Mastdarm über luftgefüllten Ballon	Perineometer, EpiNo Libra	relativ geringer apparativer Aufwand, Messfehler bei Druckanstieg im Bauchraum
Druck zwischen Scheidenvorder- und Hinterwand zwischen zwei Metallspekula	Dynamometer	unabhängig vom intraabdominalen Druck, Messung nur in fixierter Untersuchungsposition, eher hoher apparativer Aufwand

Messung von	Beispiel	Vorteile/Nachteile
elektrischen Potenzialen, die von aktivierten Muskeln ausgehen	Elektromyographie mit Nadel- oder Oberflächen-elektroden	druckunabhängige Messungen, aber Messfehler durch Störpotenziale
Formveränderungen und Bewegungen von Muskeln	Ultraschall, MRT	direkte Beobachtung der Morphologie, sehr teuer
Lageveränderungen von Beckenorganen	Ultraschall, MRI, Kontrast-mittelröntgen	Beobachtung von Organverän-derungen durch Muskelaktivität, hoher apparativer Aufwand
Muskelkraft und -ausdauer	digitale Tastuntersuchung	Spüren der Muskelaktivität, geringster Aufwand – keine Apparate

5.1 Das Perineometer

Der Klassiker: Arnold Kegel verwendete es bereits vor 70 Jahren. Es besteht aus einer luftgefüllten Drucksonde, die in die Scheide oder den Mastdarm eingeführt wird (Abb. 5.1a). Es können nun Druckunterschiede bei Beckenbodenaktivität und -entspannung festgestellt werden. In der Untersuchung wird damit Kraft, Ausdauer und Entspannung gemessen. Die untersuchende Person muss mit großer Achtsamkeit den Klienten einschulen, da auch Druckveränderungen im Bauchraum das Perineometer beeinflussen und Ausschläge am Gerät entstehen. Es gibt einige Vergleichsstudien mit verschiedenen Perineometern, dabei ergaben sich unterschiedliche Ergebnisse, die teilweise von der Bauart der Messgeräte, teilweise von Messfehlern durch Aktivierung der Bauchpresse abhängig waren. Um im Rahmen von Studien – vor allem RCTs – einheitliche Messungen zur gewährleisten, wurde empfohlen, im Rahmen dieser Untersuchungen nach Möglichkeit Perineometer gleicher Bauart zu verwenden [Bø 2005].

5.2 Das Dynamometer

Vielleicht die Zukunft? Das Prinzip dieser Messung liegt in der Ableitung jener Kraft, die durch Anspannen der Beckenbodenmuskeln die hintere Scheidenwand an die vordere drückt. Ähnlich, wie bei einer gynäkologischen Untersuchung werden zwei metallische Spekulumblätter in die Scheide eingeführt und bei lockerem Beckenboden etwas auseinandergedrückt, so dass ein Abstand zwischen den Metallplatten entsteht. (Abb. 5.1b) Beim Anspannen der Muskulatur werden die Metallplatten nun einander angenähert und die dabei aufgewendete Kraft kann gemessen werden. Dies ist die einzige apparative Methode, die unabhängig von Bauchdruckveränderungen

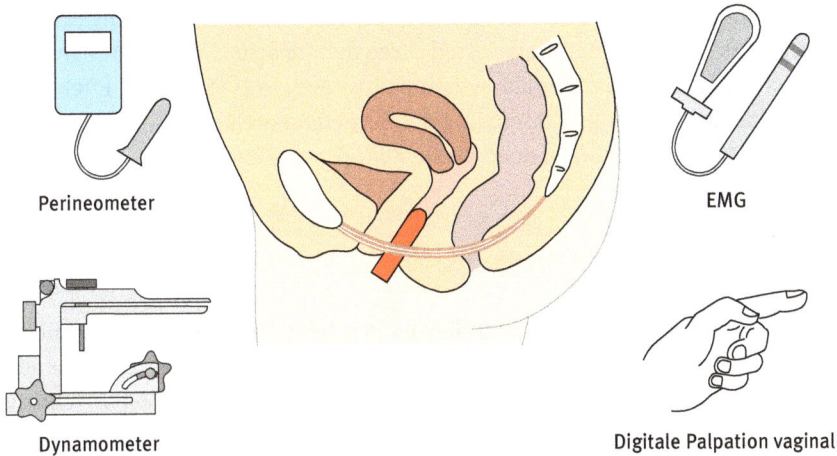

Abb. 5.1: weiblicher Beckenboden sagittal, mit verschiedenen Methoden des Beckenboden-Assessments.

ist. Das Dynamometer wird vorerst besonders in der Forschung verwendet [Dumoulin 2004], es wurde aber mittlerweile ein tragbares Dynamometer entwickelt, so dass diese Methode in Zukunft vielleicht breiter einsetzbar sein wird (http://www.univalor.ca/en/technology/portable-pelvic-floor-muscle-dynamometer).

5.3 Ultraschall

Vor allem im fachärztlichen Bereich und in Krankenhäusern sind oft Ultraschallgeräte vorhanden mit denen man auch den Beckenboden untersuchen kann. Ultraschallwellen werden über einen Schallwandler in das Körperinnere geleitet und von den Strukturen, auf die sie auftreffen, abhängig von deren physikalischen Eigenschaften mit unterschiedlichen Wellenlängen reflektiert und vom Gerät wieder aufgenommen. Diese Wellenmuster lassen sich in Bildinformationen umrechnen. Auf dem Bildschirm werden Flüssigkeiten schwarz und feste Strukturen weiß mit einem großen Spektrum unterschiedlicher Grautöne dazwischen dargestellt. Moderne Geräte können die Beckenbodenmuskulatur dreidimensional darstellen. Veränderungen, wie z. B. eine Levatoravulsion können diagnostiziert und beim so genannten „real-time" Verfahren die Beweglichkeit der Muskeln direkt sichtbar gemacht werden. Aber auch einfachere Geräte erlauben wichtige Rückschlüsse auf die Beckenbodenfunktion. Da Blase, Harnröhre, das innere Genitale und der Mastdarm im Ultraschall gut sichtbar sind, werden Bewegungen und Formveränderungen der Beckenorgane zu indirekten „Botschaftern" von Kontraktion und Entspannung der Levatormuskulatur. Hier wird dann der Begriff Levator (lat. Heber) so richtig anschaulich, denn bei seiner Kontraktion

werden die Beckenorgane deutlich angehoben und nach vorne in Richtung Schambein bewegt. Auch für die Betroffenen sind diese dynamischen Veränderungen am
Bildschirm des Gerätes meist deutlich erkennbar, womit ein Biofeedback Effekt entsteht. Auch das Gegenteil – die Absenkung der Beckenorgane beim Pressen oder die
Reaktion auf einen Hustenstoß ist deutlich sichtbar [Dietz 2004].

5.4 Magnetresonanztomographie (MRT)

Die MRT (auch MRI für engl. Magnetic Resonance Imaging) bietet einen unüber-
troffenen Überblick über Beckenorgane und Beckenboden. Dieses bildgebende
Verfahren hat daher vor allem für die Erforschung der Anatomie große Fortschritte
gebracht. Das Prinzip der Untersuchung nützt die Tatsache aus, dass sich Atomkerne und hier vor allem Wasserstoffatome, in einem Magnetfeld ausrichten. Der
zu untersuchende Körper wird zunächst einem starken Magnetfeld ausgesetzt – die
Atomkerne richten sich aus –, anschließend wird der Magnet abgeschaltet und die
„Resonanz" (d. h. Schwankungen im Magnetfeld) gemessen, die durch diese Veränderung verursacht wird. Dabei erzeugen unterschiedliche Gewebe ihrer unterschiedlichen chemischen Zusammensetzung entsprechende charakteristische
Resonanzmuster, die wiederum in Bildinformationen umgerechnet werden können.
Auch bei diesem bildgebenden Verfahren ist es mittlerweile gelungen, wie im Ultraschall durch sehr rasche Datenverarbeitung Bewegungen darzustellen (so genannte
fast-scan"-Technik). Für sehr spezielle Fragestellungen, bei geplanten großen operativen Eingriffen am Beckenboden ist dieses sehr teure Verfahren in seltenen Fällen
im klinischen Bereich gerechtfertigt und weiter für die Forschung unverzichtbar
[Lalwani 2013]. Für die tägliche Routine und natürlich auch als Biofeedback ist das
MRI jedoch nicht geeignet.

5.5 Elektromyographie (EMG)

Das EMG misst die elektrische Aktivität der Muskulatur bei willkürlicher oder unwillkürlicher Aktivität. Man kann damit – abhängig von der Methode, mit der die elektrischen Potenziale aufgenommen werden – mehr oder weniger genau feststellen,
welche Muskulatur arbeitet und welche Intensität an elektrischer Muskelaktivierung
vorhanden ist. Es werden Oberflächen- oder Nadelelektroden verwendet – im klinischen Alltag eher Oberflächenelektroden (Abb. 5.1.c). Diese können an der Haut über
Muskeln angebracht werden, oder kommen als Vaginal- oder Rektalelektroden zum
Einsatz [Siroky 1996]. Das Ergebnis wird auf einem Bildschirm oder einem Papier-
streifen als Kurve ausgegeben, wobei die Höhe des Ausschlages der Stärke des elektrischen Potenzials entspricht. Auch der Zeitpunkt von einzelnen Muskelaktivierungen
bzw. -entspannungen ist gut nachweisbar.

Merke: Viele der hier vorgestellten Methoden für das Beckenboden-Assessment sind auch als Biofeedback Methoden, manche auch für die Anwendung zu Hause geeignet. 🛈

5.6 Digitale Palpation

Als einer der ersten beschrieb Arnold Kegel die vaginale Tastuntersuchung der
Beckenbodenmuskulatur, wie auch schon in Kapitel 4 beschrieben [Kegel 1956].
Seither wurden viele verschiedene Techniken für die Palpation angegeben, von
denen sich bisher jene von Laycock am ehesten durchgesetzt hat [Laycock 2001].
Natürlich wird ständig weiter an einer Verbesserung der vaginalen oder rektalen
Tastuntersuchung der Beckenbodenmuskulatur gearbeitet. Von der International
Continence Society wurde bereits ein neuer Vorschlag zur Standardisierung gemacht
[Slieker-ten-Hove 2009].

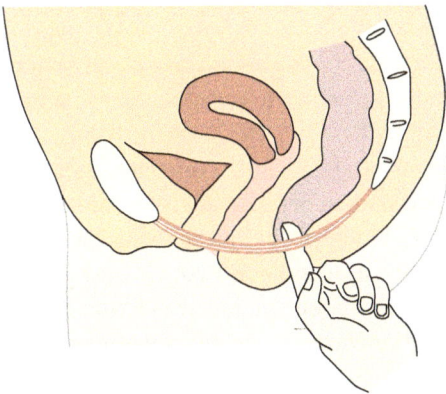

Abb. 5.2: Digitale Palpation rektal.

5.7 Versuch eines Vergleiches

Brauchen wir überhaupt etwas Besseres, als die vaginale/rektale Tastuntersuchung?
Untersuchungen über die Vergleichbarkeit der Befunde zwischen mehreren Unter-
suchern zeigten aber doch, dass die Übereinstimmung und damit die Verlässlichkeit
der Palpation für wissenschaftliche Fragestellungen nicht ausreichend sind [Bø 2001].
Eine ganze Reihe von Studien widmet sich daher dem Vergleich von neuen apparativen Methoden mit den altbewährten, mit dem Ziel, immer verlässlichere Messwerte zu
erzielen. Das ideale Assessment-Werkzeug für den Beckenboden hätte folgende Anfor-

derungen zu erfüllen: (1) exakte Zahlenwerte zu liefern, die mit der Muskelaktivität übereinstimmen, (2) immer die gleichen Werte, auch bei wiederholten Untersuchungen und (3) unabhängig von der untersuchenden Person, (4) nicht invasiv – ja angenehm – für die Patienten, (5) überragende Bilder von Beckenboden und Beckenorganen, inklusive Erfassung von Bewegungen, (6) klein, tragbar, für Biofeedback und Heimtherapie geeignet, (7) robust mit geringem Wartungsaufwand und (8) zu einem sehr günstigen Preis.

Bis dieses Gerät Realität ist, müssen wir noch eine Weile warten, aber einige Studien mit Vergleichen verschiedener Untersuchungsmethoden gibt es schon. Die Anfälligkeit für fehlerhafte Messungen von Beckenbodenkontraktionen wurde z. B. bei einer Gruppe von Freiwilligen mittels Ultraschall, Perineometrie, EMG und digitaler Palpation untersucht [Peschers 2001]. Dabei stellte sich heraus, dass vor allem das EMG und die Perineometrie öfters falsche Ergebnisse lieferten. Bei einer ähnlichen, etwas größer angelegten Studie fand eine australische Arbeitsgruppe, die Ultraschall mit Perineometrie und digitaler Palpation verglich, nur eine moderate Übereinstimmung von Ultraschall und Perineometrie. Die Autoren schlussfolgern daraus, dass stets eine Kombination von verschiedenen Untersuchungswerkzeugen eingesetzt werden soll, um sich ein vollständiges klinisches Bild zu verschaffen [Thompson 2006]. Eine der größeren Studien zu diesem Thema stammt ebenfalls aus Australien, hier wurden 200 Patientinnen mittels digitaler Palpation und Perineometrie untersucht, wobei sich eine gute Übereinstimmung der Resultate herausstellte [Isherwood 2000]. Ein Vergleich der vaginalen Tastuntersuchung mit der Dynamometrie stammt aus Kanada. Es zeigte sich eine gute Übereinstimmung der palpierten Kraftgrade mit den Messwerten, die Autorinnen fanden aber, dass es nicht möglich war, die Kraftgrade ganz genau mit der Dynamometrie voherzusagen [Morin 2004]. Dies ist nur eine kleine Auswahl aus der Vielzahl von vergleichenden Studien, die es zum Thema Beckenboden-Assessment gibt. Man sieht eine verwirrende Vielfalt von unterschiedlichen, sich teilweise widersprechenden Ergebnissen, ohne eindeutige Schlussfolgerungen. Systematische Reviews zu dieser Fragestellung haben wir vergeblich gesucht. Um alles noch ein wenig komplizierter zu machen zeigte Helena Frawley, dass die Messwerte im Rahmen des Assessments – in diesem Fall mittels digitaler Palpation und Perineometrie erhoben – noch dazu signifikant von der Untersuchungsposition abhängen [Frawley 2006].

Alle hier dargestellten Möglichkeiten des Beckenboden-Assessments haben ihre Bedeutung in Klinik und Forschung, alle zeigen spezifische Vor- und Nachteile. Im Moment ist es unmöglich eine Methode als den anderen besonders überlegen anzusehen. Aus diesem Grund nimmt die digitale Palpation (vaginal oder rektal) nach wie vor einen wichtigen Platz ein. Sie ist einfach, akzeptabel und kostengünstig. Limitierend ist, dass diese Untersuchung für wissenschaftliche Fragestellungen nur beschränkt einsetzbar ist und in diesem Fall mit einer anderen Methode ergänzt werden sollte.

Literatur

Bø K, Finckenhagen HB. Vaginal palpation of pelvic floor muscle strength: inter-test reproducibility and comparison between palpation and vaginal squeeze pressure. Acta Obstet Gynecol Scand. 2001 Oct;80(10):883–7.

Dietz HP. Ultrasound imaging of the pelvic floor. Part I: two-dimensional aspects. Ultrasound Obstet Gynecol. 2004 Jan;23(1):80–92.

Dumoulin C, Bourbonnais D, Lemieux MC. Development of a dynamometer for measuring the isometric force of the pelvic floor musculature. Neurourol Urodyn. 2003;22(7):648–53.

Frawley HC, Galea MP, Phillips BA, Sherburn M, Bø K. Effect of test position on pelvic floor muscle assessment. Int Urogynecol J Pelvic Floor Dysfunct. 2006 Jun;17(4):365–71.

Isherwood PJ, Rane A. Comparative assessment of pelvic floor strength using a perineometer and digital examination. BJOG 2000: 107: 1007–1011.

Kegel AH. Progressive resistance exercise in the functional restoration of the perineal muscles. Am J Obstet Gynecol. 1948;56(2):238–248.

Kegel AH. Early genital relaxation; new technic of diagnosis and nonsurgical treatment. Obstet Gynecol. 1956 Nov;8(5):545–50.

Lalwani N, Moshiri M, Lee JH, Bhargava P, Dighe MK. Magnetic resonance imaging of pelvic floor dysfunction. Radiol Clin North Am. 2013 Nov;51(6):1127–39.

Laycock J, Jerwood D. Pelvic Floor Muscle Assessment: The PERFECT Scheme. Physiother 2001;87,12:631–42.

Morin M, Dumoulin C, Bourbonnais D, Gravel D, Lemieux MC. Pelvic floor maximal strength using vaginal digital assessment compared to dynamometric measurements. Neurourol Urodyn. 2004;23(4):336–41.

Peschers UM. et al. Evaluatuion of pelvic floor muscle Strength using four different techniques. Int Urogynecol J Pelvic Floor Dysfunct. 2001;12(1):27–30.

Siroky MB. Electromyography of the perineal floor. Urologic Clinics of North America, 1996; 23, 299–307.

Slieker-ten Hove MC, Pool-Goudzwaard AL, Vierhout ME, et al. Face validity and reliability of the first digital assessment scheme of pelvic floor muscle function conform the new standardized terminology of the ICS. Neurourol Urodyn. 2009;28(4):295–300.

Thompson JA et al. Assessment of voluntary pelvic floor muscle contraction in continent and incontinent women using transperineal ultrasound, manual muscle testing and vaginal squeeze pressure measurements. Int Urogynecol J Pelvic Floor Dysfunct 17: 624–630.

6 Das PERFect-Schema

„Meine erste Palpation": Manche Wünsche gehen schneller in Erfüllung, als einem lieb ist. Ich wollte gerne die Tastuntersuchung lernen und habe vor kurzem einen Kurs besucht. Morgen kommt die erste Patientin, an der ich sie anwenden soll. Ich mache einen Plan, was ich ihr sagen werde. Und wie war das mit dem PERFect-Schema jetzt genau? Eigentlich würde ich diese erste Tastuntersuchung gerne etwas hinausschieben, aber Gott sei Dank habe ich im Kurs an mehreren Kolleginnen diese Untersuchung geübt und ich bin zuversichtlich, dass es auch meine Patientin gut schaffen wird.

Auf der Suche nach einem einfachen, objektiven und reproduzierbaren Standardschema zum Beckenboden-Assessment kommt man an der Arbeit von Jo Laycock nicht vorbei [Laycock 2001]. Wir haben ihre Untersuchungstechnik für unseren Palpationskurs ausgewählt im vollen Bewusstsein, dass sie nicht perfekt ist - aber welche andere Technik ist das schon? Dafür erschien sie uns sehr praktikabel und gut geeignet, um sie im Seminar weiter zu geben. Hier erklären wir das PERFect Schema zum Beckenboden-Assessment Schritt für Schritt. Einige Tipps und Tricks haben wir ergänzt, sie sollen dazu beitragen, dass sich das Schema leichter einprägt und vielleicht etwas besser verständlich ist.

6.1 Voraussetzungen

- Am wichtigsten: Das Einverständnis des Patienten. Eine genaue Information über den Zweck der Untersuchung, das geplante Vorgehen und das jederzeitige und sofortige Respektieren einer eventuell gewünschten Unterbrechung oder Beendigung der Untersuchung sollten im Normalfall dazu führen, dass Patienten mit der Untersuchung einverstanden sind. Ob man über die ausgesprochene Zustimmung hinaus auch eine Einverständniserklärung unterschreiben lässt, ist von den jeweiligen Rahmenbedingungen abhängig.
- Ungestörtheit und Wahrung der Intimsphäre: Ein Therapieraum der Sichtschutz und akustische Abschirmung bietet und darüber hinaus während der Untersuchung von niemandem anderen benützt oder benötigt wird, ist eine notwendige Voraussetzung.
- Wenn von der Patientin gewünscht, kann natürlich eine Begleitperson anwesend sein.

6.2 Vorbereitung

- eine Therapieliege, am besten seitlich an der Wand stehend, mit flachem Kopfpolster
- eine Bettvorlage, ca. 60 × 60 cm

- medizinische Einweghandschuhe, Desinfektionsmittel für die Hände, medizinisches Gleitgel
- Dokumentationsmaterial vorbereitet, damit das Ergebnis der Untersuchung sofort eingetragen werden kann.
- optional: eine gut sichtbare Wanduhr mit Sekundenzeiger

Die vaginale Untersuchung findet gemäß dem PERFect-Schema in Rückenlage mit aufgestellten und leicht abduzierten Beinen statt. Die untersuchende Person führt eine Reinigung und Desinfektion der Hände durch und zieht danach die Untersuchungshandschuhe an. Falls die Patientin eine Latexallergie hat, müssen natürlich latexfreie Handschuhe verwendet werden, also vorher fragen! Nach dem Auftragen des Gleitgels auf dem Zeigefinger der dominanten Hand kann optional die Patientin noch einmal gefragt werden, ob sie für den Start der Untersuchung bereit ist.

6.3 Sichtbefund

Mit der nicht dominanten Hand werden die großen Schamlippen gespreizt, um unangenehme Gefühle oder Schmerzen durch den tastenden Finger zu vermeiden. Auch wenn der Sichtbefund im PERFect-Schema nicht besonders erwähnt wird, macht es Sinn aktiv zu betrachten und ggf. Auffälligkeiten der Haut, eventuell Narben, Veränderungen in der Trophik oder ähnliches wahrzunehmen und zu dokumentieren. Ein weit geöffneter Introitus und ein tiefstehender Damm geben Hinweise auf einen gering tonisierten Beckenboden und/oder Senkung der inneren Organe.

Danach erhält die Patientin den Auftrag den Beckenboden anzuspannen – beobachtet wird, ob es in der Dammregion zu einer Bewegung nach kranioventral bzw. zu einer Verkürzung kommt. Beim Auftrag zu Husten wird auf eine Aktivierung des Beckenbodens geachtet, beziehungsweise werden Senkungszeichen oder ggf. Urinverlust wahrgenommen und dokumentiert.

6.4 Palpation

Der Zeigefinger der dominanten Hand palpiert entlang der hinteren Scheidenwand ca. 5 cm nach innen. Mit der Fingerbeere des untersuchenden Fingers werden sowohl die hinteren als auch die seitlichen Abschnitte der Vagina vorsichtig getastet. Mögliche Veränderungen in der Sensibilität oder ev. vorhandene Schmerzen werden erfragt. Bei der Tastuntersuchung kann die testende Person Narben, Muskelvolumen und -relief im Seitenvergleich, sowie Senkungszeichen und schmerzauslösende Punkte wahrnehmen. Optional kann bei Verdacht auf Senkung der Hustentest wiederholt werden, um ein mögliches Tiefertreten der vorderen oder hinteren Scheidenwand zu spüren. Bei weitem Introitus und weiter Vagina können ggf. Zeige- und Mittelfinger gemeinsam eingeführt werden.

6.5 Der Test – vier aussagekräftige Zahlen

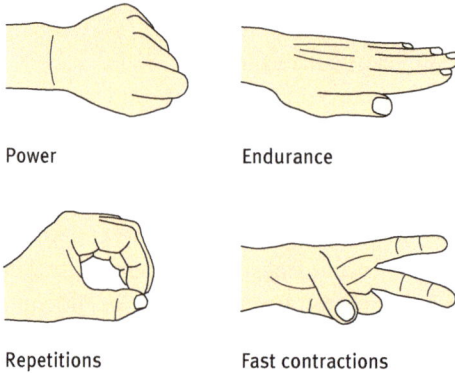

Power

Endurance

Repetitions

Fast contractions

Abb. 6.1: Schere, Stein, Papier, Brunnen – vier Beckenboden-Funktionen können mit diesen Hand-gesten memoriert und beim PERFect-Schema getestet werden.

6.5.1 P = Power (Geste: Stein)

Die Patientin erhält den Auftrag den Beckenboden kräftig zu aktivieren, ohne dabei andere Muskeln mit anzuspannen oder den Atem anzuhalten. Dies führt im Normal-fall dazu, dass der Scheideneingang verengt und eine Anhebung des Beckenbodens spürbar wird. Wenn die Patientin andere Muskeln zusätzlich anspannt oder den Atem anhält wird sie noch einmal instruiert und der Test wiederholt.

Die Beurteilung erfolgt in Analogie zum Oxford-Schema von 0–5:
- 0 = keine Kontraktion spürbar
- 1 = schwache, kaum spürbare Kontraktion vorhanden
- 2 = entspricht einer Aktivität zwischen 1 und 3, die Kontraktion ist schwach, aber jedenfalls vorhanden. Eine Anhebung des Beckenbodens ist nicht oder nur vage vorhanden.
- 3 = mittlere Kraft, man spürt die Anhebung des Beckenbodens nach ventral.
- 4 = entspricht einer Aktivität zwischen 3 und 5. Man spürt gute Kraft, die Anhe-bung kann auch gegen leichten Widerstand des tastenden Fingers durchgeführt werden.
- 5 = sehr gute Kraft, der untersuchende Finger wird durch die Muskelanspannung in kleinem Ausmaß einwärts gezogen (vergleichbar mit einem Säugling, der an einem Schnuller saugt)

Das Ergebnis wird an erster Stelle der Dokumentation eingetragen, z. B. **3/....**

Klinische Bedeutung

Es wird die grundlegende Fähigkeit getestet, den Beckenboden isoliert kräftig anzuspannen. Jede Mitbewegung des Beckens, jede sichtbare Mitaktivierung von Beinmuskeln oder oberflächlichen Bauchmuskeln und jedes Anhalten der Atmung stellen eine Abweichung vom gewünschten Untersuchungsvorgang dar. Sofern die Patientin eine korrigierende Anleitung nicht umsetzen kann sollte die Mitaktivierung notiert werden, da dies die gemessenen Werte beeinflusst und höher erscheinen lässt als bei isolierter Beckenbodenaktivität. Bei starker Beckenbodenspannung ist eine Mitaktivierung der tiefen Bauchmuskulatur durchaus physiologisch. Eine unwillkürliche und nicht kontrollierbare Mitaktivierung der Bauchmuskeln jedoch, kann im Alltag bei plötzlichem Harndrang sehr störend werden und diverse Aufschubstrategien durch Steigerung des intraabdominellen Drucks zunichtemachen.

Dem Kraftgrad 3 ist besondere Bedeutung beizumessen, da das Anheben der Vagina auch mit dem Anheben der Harnröhre und des Blasenhalses verbunden ist – was einen wesentlichen Teil des Kontinenzmechanismus darstellt. Der dabei zurückgelegte Bewegungsweg ist nur bedingt aussagekräftig, da dieser bei Vorhandensein einer Senkung auch eine Annäherung zur normalen Position sein kann.

Es ist keinesfalls notwendig, über Kraftgrad 5, also maximale Kraft, zu verfügen, um kontinent zu sein.

6.5.2 E = Endurance (Geste: Papier)

Die Patientin soll mit derselben Kraft wie zuvor die Muskulatur anspannen, solange bis eine deutliche Ermüdung einsetzt. Ermüdung bedeutet, dass die untersuchende Person ca. ein Drittel weniger Kraft spüren kann. Die maximale Testzeit beträgt 10 Sekunden.

Das Ergebnis wird an zweiter Stelle der Dokumentation eingetragen, z. B. 3/**7**/....

6.5.3 R = Repetitions (Geste: Brunnen)

Die Patientin soll die bei der *Endurance* gezeigte Muskelanspannung, also in unserem Beispiel Kraftgrad 3 mit 7 Sekunden, so oft sie kann, wiederholen. Nach jeder Wiederholung sind 4 Sekunden Pause, die maximale Wiederholungszahl ist 10.

Das Ergebnis wird an dritter Stelle der Dokumentation eingetragen, z. B. 3/7/**4**/...

Klinische Bedeutung

Endurance und *Repetitions* geben Auskunft darüber, wie lange und wie oft eine kräftige Anspannung gehalten werden kann. Dies ist für Alltagssituationen von großer Bedeutung, da der Harndrang auch oft für etwas längere Zeit zurückgehalten werden soll. Die Einwirkung der Schwerkraft in aufrechter Position muss dabei allerdings

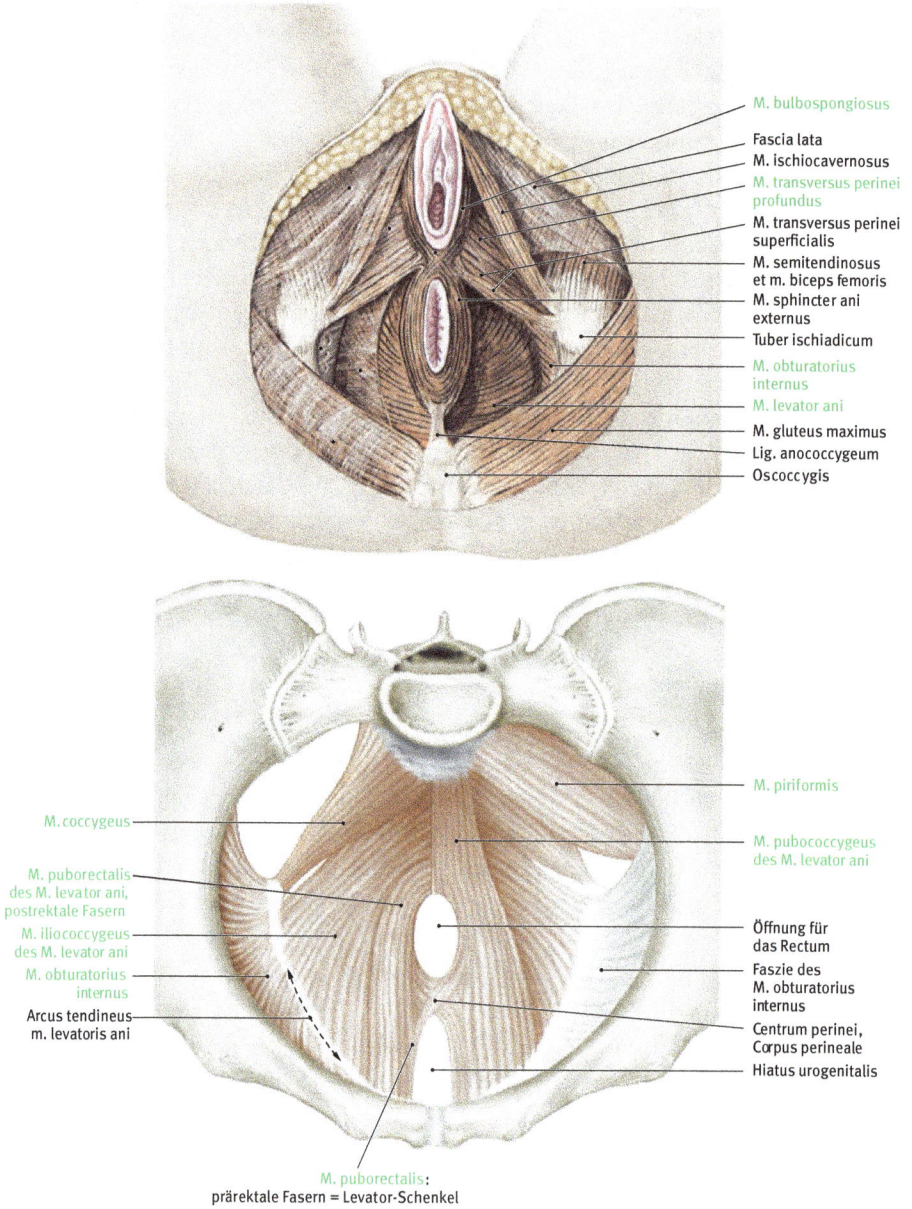

Abb. 6.2: Palpationsansicht von außen und innen.

berücksichtigt werden. Optional kann die Untersuchung auch im Stehen wiederholt werden. Der Beckenboden verfügt über ca. 70 % langsam kontrahierende, ausdauernde Muskelfasern (*slow twitch fibres*), deren Hauptaufgabe eine Grundspannung des Beckenbodens darstellt.

6.5.4 F = Fast Contractions (Geste: Schere)

Nach einer Minute Pause erhält die Patientin den Auftrag, den Beckenboden schnell anzuspannen und wieder locker zu lassen. Die Kraft der Anspannungen soll dabei vergleichbar hoch sein wie zuvor bei den *Repetitions*, beim Lockerlassen ist eine gute Entspannung gefordert. Dies ist vor allem für Patienten mit eher verspanntem Beckenboden schwierig bis unmöglich. Die maximale Wiederholungszahl ist 10.

Das Ergebnis wird an vierter Stelle der Dokumentation eingetragen, z. B. 3/7/4/**6**

Klinische Bedeutung

Die Fähigkeit rasch anzuspannen ist hilfreich wenn man den „*knack*" anwenden möchte, also eine bewusste Anspannung des Beckenbodens vor Steigerung des intraabdominellen Drucks, z. B. beim Husten. Sie findet auch Umsetzung in Kombination mit ergonomischem Bück- und Hebeverhalten, das Patienten lernen, um im Alltag beckenbodenschonende Strategien anzuwenden. Ein hohes Ziel in der Therapie ist es, eine automatische, kurz **vor** dem Steigen des intraabdominellen Drucks einsetzende Aktivität der Beckenbodenmuskulatur zu schulen und einzuüben – die entsprechend den tiefen Stabilisatoren des Rumpfs im „Feedforward-Mechanismus" arbeitet.

Im Rahmen dieses Testteils werden die Patientinnen aufgefordert zwischen den einzelnen Kontraktionen möglichst komplett zu entspannen. Entspannung erfordert Aktivität des Muskels und ist nach den vorangegangenen Anstrengungen nicht einfach. Für Frauen, deren Problem grundlegend mit hohem Tonus einhergeht, ist die rasche Entspannung ebenfalls schwierig zu erreichen.

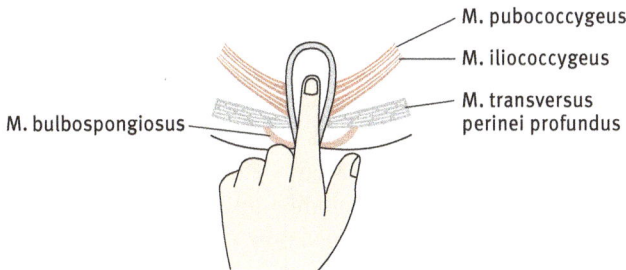

Abb. 6.3: Der tastende Zeigefinger.

Der komplette Befund lautet: **3/7/4/6**

Die korrekte Interpretation der oben genannten vier Ziffern ist also: Die Patientin kann ihren Beckenboden mit Kraftgrad 3 anspannen – das bedeutet, dass ein deutliches Anheben spürbar ist. Sie kann diese Anspannung 7 Sekunden halten und insgesamt 4 mal, mit jeweils 4 Sekunden Pause, wiederholen. Nach einer Minute Pause kann sie 6 schnelle Kontraktionen durchführen, bevor eine deutliche Schwäche oder Verlangsamung spürbar wird. Die Abkürzung PERFect hilft, sich die richtige Reihenfolge zu merken.

6.6 Und wofür steht „....ect"?

Um die Merkhilfe komplett zu machen musste für die Buchstaben „ect" eine Bedeutung gefunden werden. Ursprünglich wurde ihnen: *„every contraction timed"* zugewiesen, was die unumstrittene Bedeutung der Dokumentation in den Vordergrund stellt. Eine neuere Interpretation hat daraus eine Abkürzung für *„elevation, co-contraction, timed"* gemacht, und damit das Anheben des Beckenbodens, die physiologische Mitaktivierung des *M. transversus abdominis* bei kräftiger Anspannung und das Dokumentieren gleichermaßen betont.

Noch einmal im Überblick:
- **P** = *Power*, von Kraftgrad 0–5
- **E** = *Endurance*, Wie lange kann die kräftige Anspannung gehalten werden? maximal 10sec
- **R** = *Repetitions*, wie oft kann die maximale Anspannung wiederholt werden? maximal 10 mal, dazwischen 4 Sekunden Pause
- **F** = nach 1 Minute Pause: Wie viele *Fast Contractions* (mit gutem Lockerlassen)? maximal 10 mal
- **e** = *elevation*
- **c** = *co-contraction* (mit der tiefen Bauchmuskulatur, ohne sichtbare Bewegung!)
- **t** = *timed*-Dokumentation nicht vergessen!

6.7 Rektale Untersuchung

Die oben genannten Untersuchungsprinzipien und -abläufe sind zur Gänze auch für rektale Untersuchungen adaptier- und anwendbar. Als Ausgangsstellung sollte die Seitenlage links gewählt werden. Im Verhältnis zur vaginalen Untersuchung ist der *M. sphincter ani externus* als recht deutlich wahrnehmbarer und kräftiger Schließmuskel vorhanden. Der verständlichen Anspannung der Patienten soll durch vorsichtiges Einführen des untersuchenden Fingers Rechnung getragen werden. Die Bewegung des Anhebens ist ebenfalls sehr deutlich und kann als Aktivität dem *M. puborectalis* zugeordnet werden. Somit ist dieser kontinenzsichernde Aspekt für eine kontrollierte

Stuhlentleerung gut überprüfbar. Im Bereich des *M. puborectalis*, sowie der benachbarten *M. pubococcygeus* und *M. coccygeus* sind Triggerpunkte keine Seltenheit.

Die rektale Untersuchung kommt sowohl bei Frauen als auch bei Männern zum Einsatz. Bei Männern, weil es sonst keine Möglichkeit gibt, bei Frauen, weil diese z. B. nach vorangegangenen Geburtstraumen mit der Problematik einer Stuhlinkontinenz konfrontiert sein können.

Noch eine Ergänzung: Dokumentationssysteme entwickeln und verändern sich. So ist 2012 von der ICS (*International Continence Society*, www.ics.org) die Beurteilung der Muskelkraft neu definiert worden: die jetzt vierstufige Skala unterscheidet in der Beurteilung der Muskelkraft zwischen:
–   absent (fehlend)
–   weak (schwach)
–   normal (deutlich vorhanden)
–   strong (stark)

Bei der Muskelentspannung unterscheidet man:
–   absent (fehlend)
–   partial (teilweise)
–   complete (vollständig)

Merke: Patienten profitieren davon, wenn die untersuchende Person Sicherheit ausstrahlt und einfühlsam, aber sachlich, die Untersuchung erklärt, kommentiert und das Ergebnis erläutert.

6.8 Die PERFect-Untersuchung als Teil der Gesamtdiagnostik

Jede Berufsgruppe und ärztliche Disziplin hat andere Aufgaben und die PERFect-Untersuchung stellt nur einen kleinen Teil der Gesamtdiagnostik dar. Dies sollte man in großem gegenseitigem Respekt immer bedenken. Die Problemstellungen und Therapiemöglichkeiten sind einfach zu vielfältig und unterschiedliche Zugänge oft notwendig. Durch die hohe Prävalenz von Kontinenz- und Beckenbodenproblemen braucht sich niemand zu sorgen, dass Patientinnen abhanden kommen; im Gegenteil, es gibt angesichts des hohen Bedarfs eher zu wenige gut ausgebildete Experten in allen Bereichen und Berufsgruppen, die sich um die Vielzahl der Betroffenen adäquat kümmern können. Die digitale Palpation des Beckenbodens könnte so etwas wie der kleinste gemeinsame Nenner aller Kontinenz- und Beckenbodenexperten werden.

6.9 Lehrvideo auf YouTube

Die PERFect Untersuchung haben wir, inklusive der hier beschriebenen Tipps und Tricks, auch in einem Lehrvideo beschrieben. Dieser ca. 10-minütige Clip ist auf youtube.com abrufbar und wurde ebenfalls unter creative commons lizensiert und ist damit frei vorführ- und für den Lehrbetrieb einsetzbar. Das Video ist leicht unter den Suchbegriffen „Beckenboden" und „Palpation" oder unter den Namen der Autoren zu finden. Es existiert auch ein Kurzlink: goo.gl/CEMOy

Literatur

Laycock J, Jerwood D. Pelvic Floor Muscle Assessment: The PERFECT Scheme. Physiother 2001;87,12:631–42.

7 Lernen – Lehren – Überprüfen

Der Mensch soll lernen, nur die Ochsen büffeln.
Erich Kästner

Was nützt das beste Wissen über die Wirksamkeit von Behandlungen, die meisterhaf-
teste Ausführung von Therapien, wenn das alles nicht weitergegeben wird? Lernen
und Lehren gehört deshalb wie selbstverständlich in alle Lebensbereiche – auch und
gerade im medizinischen Umfeld. Ganz allgemein ist Lernen der Erwerb von Kennt-
nissen, Fähigkeiten und Fertigkeiten. Dafür müssen alle möglichen Informationen
und Daten verarbeitet werden. Dies macht bereits das Lernen von einfachen Dingen
zu einem ziemlich komplexen Vorgang. Nicht nur wir Menschen lernen, auch das
übrige Tierreich und sogar Maschinen (z. B. Computer und Roboter) [Schacter 2011].
Die Motivation etwas zu lernen ergibt sich im besten Fall aus konkreten Problemen,
die mit den vorhandenen Mitteln nicht bewältigt werden können. In einer solchen
Situation ist Betroffenen der Bedarf klar und die Energie zum Lernen wird leichter
aufgebracht. Eine zweite Form ist das spielerische Lernen, das man bei Kindern gut
beobachten kann. Zunächst scheinbar zwecklose, dafür aber vergnügliche Tätigkeiten führen zum raschen Erwerb von Handfertigkeiten, Wissen und sozialer Kompe-
tenz [Huizinga 1955]. Wird das Lernen vom Problem und damit vom Bewusstsein des
Lernbedarfs Einzelner abgekoppelt, können Motivationsprobleme entstehen, die sich
auf den Lernerfolg niederschlagen (Abb. 7.1). Stures Auswendiglernen – büffeln – um
bei Prüfungen zu bestehen, lässt sich vielleicht nie ganz verhindern, nach lustvolle-
ren Alternativen dazu sollte jedoch immer gesucht werden. Eine wichtige Aufgabe
von Lehrenden ist es in diesem Zusammenhang, den Bezug zum Problem, zu dessen

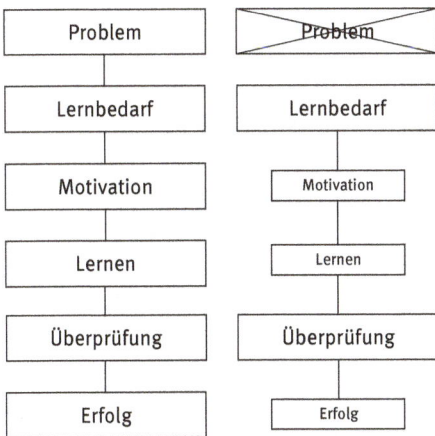

Abb. 7.1: Auswirkung auf den Lernerfolg bei fehlendem Bezug zum Problem.

Lösung der Wissens- oder Fertigkeitserwerb erforderlich erscheint, nie aus den Augen zu verlieren und glaubhaft zu vermitteln. Im speziellen Fall der Palpation des Beckenbodens ist dies die Beurteilung der Muskelkontraktion und damit die Möglichkeit, den Effekt des Beckenbodentrainings durch Tasten direkt überprüfbar zu machen.

7.1 Handfertigkeiten lernen

Um uns klar zu machen, was wir mit unseren Händen täglich tun, müssen wir bewusst nachdenken. Versuchen sie, das einmal zu tun: wie war das heute früh? Den Wecker zum Schweigen bringen, die Bettdecke zurückstreifen, dann zahlreiche Handgriffe im Badezimmer, Ankleiden, Frühstück machen, etc. Das alles sind teilweise sehr komplizierte Fertigkeiten, auch wenn wir schon wieder vergessen haben, wie kompliziert – wer es nicht glaubt, soll einem Kleinkind das Schuhe binden beibringen. Warum uns das alles aber nicht (mehr) bewusst wird, hängt direkt mit dem Lernen von motorischen (Hand-) Fertigkeiten zusammen. Paul Fitts und Michael Posner haben sich 1967 mit genau diesem Thema beschäftigt und Hinweise darauf gefunden, dass sich dies in 3 Etappen – Wahrnehmung, Integration und Automatisierung – abspielt [Fitts 1967]. Gehen wir diese an einem Beispiel durch. Sie lernen Klavier. In der ersten Stunde erklärt ihnen die Lehrerin, wie das Instrument funktioniert, zeigt – vielleicht anhand eines einfachen Musikstückes, was passiert, wenn verschiedene Tasten gedrückt werden, wie die Technik des Anschlags geht und lässt sie ein paar Tastenschläge ausprobieren. Dabei passieren viele Fehler, sie müssen sich sehr konzentrieren, um selbst einfache Aktionen nachzumachen. Dieser Ablauf ist typisch für das Anfangsstadium des Erlernens motorischer Fertigkeiten – die Etappe der Wahrnehmung. Dabei geht es in erster Linie einmal darum, die Aufgabe zu verstehen. Dies wird oft mit Lehrenden erarbeitet und die Ausführung ist sehr fehlerhaft und experimentierend. Bei der zweiten Etappe – der Integration – wird nun die gesamte Aufgabe – bei unserem Beispiel also das Klavierstück – durchgegangen und ausgeführt. Das wird am Anfang nicht in einem gelingen, es müssen Teile „herausgeübt" werden, einige werden sie schwieriger, einige leichter finden. Nach und nach werden sie durch häufige Wiederholungen die Teile immer besser aneinanderreihen und immer längere Passagen des Stückes flüssig spielen können. Immer seltener werden sie in die Noten schauen müssen, da sie durch das wiederholte Üben das Stück schon fast auswendig kennen. Irgendwann können sie ihr Klavierstück dann „im Schlaf" auswendig. Sie brauchen die Noten nicht mehr, die Details der Ausführung und des Tastenanschlages haben sie „vergessen", sie brauchen nicht mehr bewusst daran denken. Sie spielen flüssig und fehlerfrei und können sich auf Details der Interpretation konzentrieren und darüber nachdenken, was der Komponist mit dem Stück ausdrücken wollte bzw. wie ihr Publikum auf ihre Darbietung reagiert. Sie haben das dritte Stadium, jenes der Automatisierung einer motorischen Handfertigkeit erreicht (Tab. 7.1). Die 3 Etappen gelten für alle motorischen Fertigkeiten und lassen sich auf Autofahren, Stricken,

Fußballspielen und Kuchenbacken, aber auch auf die Durchführung von Operationen und Untersuchungsverfahren im medizinischen Bereich anwenden.

Tab. 7.1: Die 3 Etappen des Erlernens einer motorischen (Hand-) Fertigkeit nach Fitts und Posner 1967.

Etappe	Ziel	Aktivität	Ergebnis
Wahrnehmung	die Aufgabe verstehen	Erklärung, Vorzeigen	meist fehlerhafte Einzelaktionen, häufige Unterbrechungen
Integration	die Aufgabe verstehen und durchführen	vorsichtiges Üben unter Kontrolle, Wiederholungen	flüssigere Abläufe, weniger Unterbrechungen
Automatisierung	die Aufgabe zügig, effizient und präzise erfüllen	automatischer Ablauf, der wenig bewusstes Eingreifen erfordert, Schwerpunkt auf Verfeinerung	kontinuierliche, flüssige Performance, mühelose Anpassung an verschiedene Rahmenbedingungen

7.2 Müssen Prüfungen sein?

Lernen ist anstrengend und kostet Zeit und Energie. Leider gibt es bei Menschen das Phänomen des „inneren Schweinehundes". Diese allegorische Figur steht für jene Willensschwäche, die einen vom Lernen abhält, obwohl man weiß, wie wichtig es ist. Des Weiteren gibt es individuell unterschiedliche Zugänge zum Lernen – nicht jede Methode ist für alle gleich gut geeignet – und schließlich werden Berechtigungen zur Ausübung von bestimmten Tätigkeiten von einer nachweislich absolvierten Ausbildung abhängig gemacht. Überprüfungen des Lernfortschrittes sind aus diesen Gründen unverzichtbar und helfen (a) Lernenden bei der Standortbestimmung, (b) Lehrenden zu sehen, ob ihre Unterrichtsmethoden in Ordnung sind und (c) der Gesellschaft sicherzugehen, dass bei verantwortungsvollen Arbeiten gut ausgebildetes Personal am Werk ist. So wie bei der Vermittlung von Lerninhalten ein Mix aus verschiedenen Methoden am besten geeignet ist, so ist auch bei deren Überprüfung die Anwendung unterschiedlicher Testverfahren wünschenswert. Neben mündlichen Prüfungen haben schriftliche Tests in den letzten Jahren an Bedeutung gewonnen, ebenso haben Simulationen mit Modellen (zur Überprüfung von Fertigkeiten z. B. intravenösen Injektionen) oder Schauspielern, die spezielle Erkrankungen darstellen die Methodik der Überprüfung erweitert [Epstein 2007].

7.3 Kursplanung

Vor der Organisation eines Kurses sollte man sich stets einiger grundsätzlicher Fragen über (a) Lernbedarf der Teilnehmenden, (b) Ziele des Kurses, (c) Lehrstoff, (d) Lehrstrategien und Lernmethoden und (e) Überprüfung des Gelernten stellen, um einen guten Plan zu entwickeln [Harden 1985]. Beim Palpationskurs war uns klar, dass die Vermittlung der Tastuntersuchung selbst einen zentralen Stellenwert einnehmen würde. Die Entscheidung, die Teilnehmerinnen zu bitten, sich selbst bei den Übungen zur Untersuchung zur Verfügung zu stellen hat die Struktur des Kurses maßgeblich geprägt. Die Räumlichkeiten mussten dafür geeignet sein und eine Begrenzung der Anmeldungen (12 Personen) war erforderlich. Theoretische Grundlagen wurden über konventionelle Vorträge (Flipchart, Videoprojektion) vermittelt und deren Inhalt vorher und nachher mittels Multiple-Choice-Tests überprüft. Für die Überprüfung der motorischen Handfertigkeit der Palpation des Beckenbodens wurde die Methode der „objektiven strukturierten Überprüfung technischer Fertigkeiten" (engl. *Objective Structured Assessment of Technical Skills – OSATS*) eingesetzt, doch davon mehr im nächsten Kapitel [Reznick 2006].

Literatur

Schacter DL, Gilbert DT, Wegner DM. Psychology, 2011, 2nd Edition. Worth Publishers. p. 264.
    ISBN 978-1-4292-3719-2.
Huizinga J. Homo Ludens; A Study of the Play-Element in Culture. 1955, Boston, Beacon Press.
Harden RM. Ten questions to ask when planning a course or curriculum. Med Ed 1986, 20: 356–65.
Fitts PM, Posner MI. Human Performance (Basic Concepts in Psychology). 1967, Belmont, CA.
    Brooks/Cole Publishing Co., ISBN 978-0818589409.
Epstein RM. Assessment in Medical Education. N Engl J Med 2007; 356:387–396
Reznick RK, MacRae H. Teaching Surgical Skills – Changes in the Wind. N Engl J Med 2006;
    355:2664–2669.

8 Was ist OSATS?

Beim Mittagessen fällt das Gespräch auf die Ausbildung im Operationssaal. „Für mich ist das alles noch so neu" bemerkt eine Jungassistentin zu ihrer ausbildenden Oberärztin. „Ich kann mir gar nicht vorstellen, so eine Operation einmal selbstständig zu machen. Die vielen Schritte, die man sich da merken muss, die Technik mit den Instrumenten, was mache ich, wenn es zu bluten anfängt – wie kann ich das alles lernen?" Die Oberärztin lächelt: „Kannst du kochen? Am besten du beginnst mit einem Kochrezept für eine bestimmte Operation – bei uns heißt das OSATS. So habe ich es auch gelernt."

Kann man beurteilen, ob jemand gut operiert wenn man bei einem chirurgischen Eingriff zusieht? Zu dieser Frage gibt es Mythen und verschiedene Auffassungen. Die einen sagen, man sieht sofort, ob jemand geschickt ist und solche Chirurgen hätten auch bessere Ergebnisse, andere meinen, es käme nicht darauf an, ob es gut ausschaue, sondern, dass alle Schritte der Operation gewissenhaft ausgeführt werden. Wer hat nun recht und welche Personen sollen dann also die Operationssäle bevölkern und die heiklen Eingriffe durchführen – die geschickten oder die gewissenhaften? Glücklicherweise ist dieses Problem heute ziemlich gut erforscht und einer der wichtigsten Akteure des wissenschaftlichen Spezialgebietes, das sich mit chirurgischen Handfertigkeiten beschäftigt, ist Richard Reznick. Der kanadische Chirurg begann in den 1980er Jahren systematisch mit der Aufarbeitung der operativen Technik. Er beschäftigte sich mit dem Erlernen von Operationen, der Beurteilung der Technik, den Auswirkungen auf die Aus- und Weiterbildung des Personals und schließlich den Ergebnisse bei Patientinnen und Patienten. Reznick war an der Entwicklung der „objektiven strukturierten Überprüfung technischer Fertigkeiten" (engl. *Objective Structured Assessment of Technical Skills, OSATS*) beteiligt und dieses Instrument wird nun weltweit zunehmend für die Ausbildung chirurgisch tätiger Ärztinnen und Ärzte eingesetzt. OSATS basiert auf der Vorarbeit von Fitts und Posner (s. Kapitel 7) und wendet deren Erkenntnisse auf die operative Medizin an [Fitts 1967]. Der wichtigste Buchstabe im Akronym OSATS ist das „O" es steht für objektiv und dahinter steckt die Entdeckung, dass eine objektive – das heißt nicht von der beobachtenden Person abhängige – Beurteilung einer motorischen Handfertigkeit möglich ist. Dies fand man heraus, indem man die gleiche Operation von verschiedenen Prüfpersonen begutachten ließ, die alle zu einem ähnlichen Ergebnis kamen [Winkel 1994]. Voraussetzung dafür ist aber eine ausgeklügelte, gut strukturierte Checkliste, mit der alle Details der Ausführung einer Operation beurteilt werden können.

8.1 Die OSATS-Checkliste – wie ein Kochrezept

Diese OSATS Checkliste besteht aus einem für einen bestimmten Eingriff spezifischen und einem allgemeinen Teil, der für alle Operationen gleich bleibt. Der spezifische Teil zerlegt den Eingriff in eine Vielzahl von Einzelschritten und ist dabei einem Kochrezept ziemlich ähnlich. Diesen spezifischen Teil kann man sehr gut zum Erlernen und Einüben einer Operation benutzen. Bei der Überprüfung beobachtet eine Prüfperson den Eingriff und vergibt für jeden durchgeführten Operationsschritt einen Punkt durch Setzen eines Häkchens in der Checkliste. Im allgemeinen, gleich bleibenden Teil wird beurteilt, wie die Operation ausgeführt wird. Hier geht es um die Flüssigkeit und Geschicklichkeit von Bewegungsabläufen, die Verwendung von Instrumenten, das Wissen um die Details des Eingriffes, etc. Auch dafür werden in der Checkliste Punkte vergeben. Alle Punkte zusammengezählt ergeben eine Gesamtzahl, die, wie Reznick und Kollegen, sowie inzwischen viele aus anderen chirurgischen Fächern und Disziplinen zeigen konnten, mit der Leistung und den Ergebnissen von Chirurgen korreliert [Reznick 2006]. Heute werden bereits in manchen Ländern chirurgisch Tätige erst dann im Operationssaal zugelassen, wenn sie eine OSATS-Prüfung erfolgreich abgelegt haben. Dabei üben die Studierenden nicht mehr an Patientinnen und Patienten, sondern an Modellen in eigens dafür eingerichteten Labors – die meisten Studien zu OSATS sind ebenfalls so entstanden.

8.2 PERFectes OSATS

Nachdem die Palpation des Beckenbodens auch eine motorische Handfertigkeit ist, haben wir bei der Konzeption unseres Kurses beschlossen eine Modifikation von OSATS für das Einüben der Untersuchungstechnik zu verwenden. Ein zusätzlicher Vorteil dabei ist, dass die Checkliste gleichzeitig zur Überprüfung eingesetzt werden kann. Tabelle 8.1 beschreibt den spezifischen Teil der OSATS-Checkliste für die Beckenbodenpalpation, deren untersuchungsspezifische Fertigkeiten wir in 24 Einzelschritte zerlegt haben.

Tab. 8.1: Untersuchungsspezifische Fertigkeiten der Beckenbodenpalpation nach dem PERFect Schema.

1	erklärt die PERFect Untersuchung
2	holt das Einverständnis der Untersuchungsperson (UP) ein
3	sorgt für Sichtschutz und Ungestörtheit
4	überprüft Behandlungsliege, Unterlage, Kopfpolster, Einmalhandschuhe, Gleitmittel und Papiertücher
5	bittet UP den Unterkörper frei zu machen und sich in Rückenlage auf die Behandlungsliege zu legen
6	lagert UP mit ca. 45° Hüftbeugung
7	führt eine Händedesinfektion durch
8	zieht Untersuchungshandschuhe an
9	verteilt Gleitmittel auf Zeige- und Mittelfinger der dominanten Hand
10	tritt an die rechte Seite der UP (Linkshänder auf die linke Seite)
11	spreizt mit der non-dominanten Hand die kleinen Schamlippen
12	führt langsam den Zeigefinger der dominanten Hand unter leichtem Druck gegen die hintere Vaginalwand ca. 4–5 cm in die Scheide ein (nimmt ev. bei weiter Scheide den Mittelfinger dazu)

13 übt einen leichten Druck nach hinten aus und fordert die UP auf, die Beckenbodenmuskulatur so kräftig wie möglich anzuspannen (maximale Anspannung [MA]) und anschließend wieder loszulassen

14 beurteilt die Kraft ([P]ower), die der Beckenboden bei MA dem tastenden Finger entgegenbringt auf einer Skala von 0 (keine Kontraktion spürbar) bis 5 (kräftige Kontraktion mit spürbarem Anheben des Beckenbodens) nach dem modifizierten Oxford-Grading

15 überprüft, ob die UP während der Kontraktionen die Luft anhält und fordert sie gegebenenfalls auf, bei den Kontraktionen auszuatmen

16 überprüft, ob die UP während der Kontraktionen unerwünschte Hilfsmuskulatur anspannt und fordert sie gegebenenfalls auf, diese zu entspannen

17 beachtet ca. 5 Sekunden Pause zur Entspannung der Beckenbodenmuskulatur

18 beurteilt die Ausdauer ([E]ndurance) einer MA in Sekunden, bis die Kraft um mehr als ein Drittel nachlässt, oder Hilfsmuskulatur angespannt wird, maximal aber 10 Sekunden

19 beurteilt die Anzahl der wiederholten Kontraktionen ([R]epetitions), die die UP ausführen kann (maximal 10) und achtet dabei, dass zwischen den Kontraktionen jeweils 4 Sekunden Pause eingehalten wird

20 beachtet, dass vor dem nächsten Untersuchungsschritt 1 Minute Pause eingehalten wird

21 beurteilt, wie viele schnelle (ca. 1 Sekunde dauernde) MA ([F]ast contractions) die UP durchführen kann (maximal 10)

22 beendet die Untersuchung, bittet die UP sich wieder anzukleiden und entsorgt die Untersuchungsmaterialien

23 dokumentiert den Befund nach dem PERFect Schema

24 bespricht den Befund mit der UP

Im allgemeinen Teil geht es um das „Wie" der Untersuchung. Es werden dabei von der Prüfperson insgesamt 7 Bereiche der Palpation mit Punkten von 1 bis maximal 5 bewertet, die die Geschicklichkeit, Flüssigkeit des Ablaufes und Sicherheit der die Untersuchung durchführenden Person wiedergeben soll (Tab. 8.2).

Tab. 8.2: Allgemeine Beurteilung der Geschicklichkeit, Flüssigkeit und Sicherheit bei der Beckenbodenpalpation nach dem PERFect Schema.

		Punkte		
1	2	3	4	5
		Gefühl und Schmerzauslösung		
häufig unnötige Kraftanwendung, löst durch grobe Manipulationen oft Schmerzen/ein unangenehmes Gefühl aus		sorgfältiger Umgang, verursacht gelegentlich unabsichtlich leichte Schmerzen/ein unangenehmes Gefühl		lückenloses adäquates Handling, keine Schmerzauslösung/kein unangenehmes Gefühl
		Zeiteinteilung und Bewegungen		
viele unnötige Untersuchungsschritte		effiziente Zeiteinteilung/Ablauf, einige unnötige Untersuchungsschritte		klarer, sparsamer Bewegungsablauf mit maximaler Effizienz

		Punkte		
1	**2**	**3**	**4**	**5**
		Handling der Untersuchungsutensilien (Handschuhe, Gel)		
häufig zaghafte oder unbeholfene Bewegungsabläufe mit Untersuchungsutensilien, inadäquate Anwendung		kompetente Anwendung der Untersuchungsutensilien, aber manchmal steif und unbeholfen		flüssige Bewegungsabläufe, keinerlei Unbeholfenheit
		Arbeitsfluss		
häufige Pausen und Unsicherheit bezüglich des nächsten Untersuchungsschrittes		zeigt vorausschauende Planung und annehmbaren Fortschritt bei der Untersuchung		hat den Untersuchungsablauf offensichtlich genau im Kopf, müheloser Übergang von einem Untersuchungsschritt zum nächsten
		Anleitung der Untersuchungsperson (UP)		
minimale, fehlende, unklare oder zu viel Kommunikation mit der UP		meistens adäquate Kommunikation		angenehme Untersuchungsatmosphäre durch motivierende Kommunikation in optimaler Dosierung
		Kenntnis der spezifischen Untersuchung		
fehlende Kenntnis, braucht bei den meisten Untersuchungsschritten spezifische Anweisungen oder muss nachschauen		kennt alle wichtigen Untersuchungsschritte		ist in allen Aspekten der Untersuchung sicher
		Dokumentation		
führt keine Dokumentation durch oder merkt sich die Ergebnisse der Untersuchung nicht		merkt sich und dokumentiert die Hälfte der Untersuchungsergebnisse		merkt sich und dokumentiert alle Untersuchungsergebnisse

Beim spezifischen Teil kann man also maximal 24, beim allgemeinen Teil maximal 35 Punkte erreichen (insgesamt 59). Beide Teile werden parallel auf einem Blatt bewertet. (Abb. 8.1). Nach der Überprüfung wird das Ergebnis gemeinsam besprochen(Untersucherin, Testperson, Prüferin), wobei sich daraus oft wichtige Anregungen und Verbesserungsvorschläge ergeben.

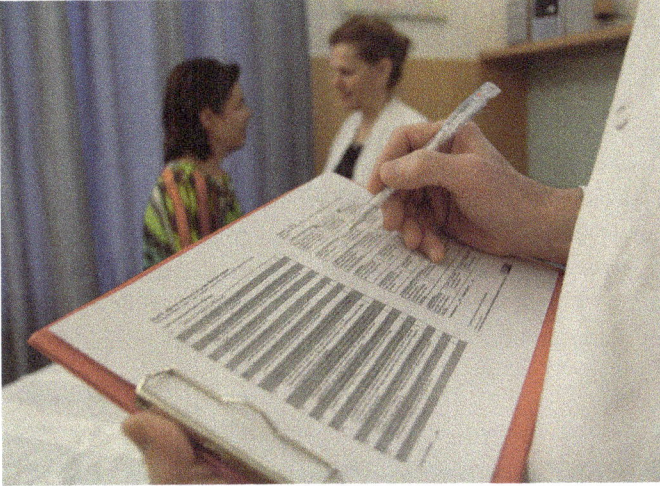

Abb. 8.1: Überprüfung durch OSATS.

Literatur

Fitts PM, Posner MI. Human Performance (Basic Concepts in Psychology). 1967, Belmont, CA. Brooks/Cole Publishing Co., ISBN 978-0818589409.

Reznick RK, MacRae H. Teaching Surgical Skills – Changes in the Wind. N Engl J Med 2006; 355:2664–2669.

Winckel CP, Reznick RK, Cohen R, Taylor B. Reliability and construct validity of a structured technical skills assessment form. Am J Surg 1994;167:423–427.

9 Aus der Praxis

9.1 Wer darf vaginal und anal palpieren?

Diese Frage wird immer wieder von Fachleuten und Klienten gestellt. 2013 bestätigte in Österreich das Bundesministerium für Gesundheit schriftlich, dass neben Ärzten der gehobene Pflegedienst, Hebammen und Physiotherapeuten nach ärztlicher Anordnung und Einverständnis der Betroffenen die digitale vaginale oder rektale Palpation zur Beurteilung des Beckenbodens durchführen dürfen, soferne die erforderlichen Kenntnisse erworben wurden.

9.2 Welche Reaktionen gibt es, wenn Patienten erfahren, dass intern, vaginal oder anal palpiert wird?

Sehr häufig gibt es seitens der Patienten eine große Zufriedenheit, dass das Problem ernst genommen und den Ursachen auf den Grund gegangen wird. Die Patienten selbst gehen oft mit viel weniger Unsicherheit oder Unbehagen an die Frage der Tastuntersuchung heran, als Physiotherapeuten voraussehend annehmen.

Oft ist nach kürzester Zeit eine Neugierde der untersuchten Person ihrem eigenen Körper gegenüber zu bemerken: „Aha, das ist also Beckenbodenspannung".

Diejenigen, die gewohnt waren mit Bauch, Beinen und Po mitzuspannen, sind oft erstaunt, wie sich reine Beckenbodenarbeit anfühlt. Es entsteht zuerst der Eindruck, dass „das doch nicht alles sein kann", da der große Aufwand von Zusatzspannungen wegfällt. Dann beginnt ein verbessertes Spüren selektiver Beckenbodenaktivität und mit der Zeit das starke Gefühl, den Beckenboden bei Bedarf aktiv anspannen zu können. Das ist ein wichtiger Teilschritt der Therapie, eine Art Notfallprogramm, bis der Beckenboden von sich aus zur rechten Zeit – nämlich vorzeitig – aktiv wird. Eine bewährte Möglichkeit stellt *„the knack"* von Miller dar: Die Patienten spannen, wenn möglich, vor dem Impuls (Husten, Niesen, Lachen, Springen) den Beckenboden an.

Zeitweise wird auch gefragt: „Dürfen Physiotherapeuten überhaupt palpieren?" Seit 2013 tun wir uns in Österreich sehr leicht mit der Antwort. Mittlerweile gibt es die schriftliche Stellungnahme des Bundesministeriums, die eindeutig besagt, dass Schwestern, Hebammen und Physiotherapeuten im Rahmen ihrer fachbezogenen Arbeit palpieren dürfen. Ich gehe einen Schritt weiter und sage: palpieren müssen. Woher weiß ich denn sonst, welche Qualität die Muskelaktivität hat, ob Narben stören, eine Asymmetrie vorhanden ist oder wo genau ein Berührungsschmerz auftritt?

Manche Frauen haben Bedenken. Sie wissen nicht, ob sie bei einer vaginalen Tastuntersuchung den Harn halten können. Es beruhigt sie eventuell, wenn sie noch einmal auf die Toilette gehen können. So sind sie für die Untersuchung entspannter und können sich auf die Arbeit am Beckenboden konzentrieren

Bei der Untersuchung einer inkontinenten Person kann es zu einer Inkontinenzepisode kommen. Es ist ein Erheben des Ist-Zustandes und das vermitteln wir auch. Es ist verständlich, dass dabei auch Harn abgehen kann. Es kann eine schützende Auflage untergelegt werden. Die Atmosphäre bei der Untersuchung ist hier besonders wichtig. Das betrifft ganz besonders Untersuchungen wie die Urodynamik, aber eben auch die PERFect-Testung. Wenn es zu Harnabgang während der Untersuchung kommt, muss danach sorgfältig gereinigt werden. Es beruhigt eine Patientin, wenn sie die Achtsamkeit sieht, mit der hier gearbeitet wird.

Bei meinen ersten Tastuntersuchungen hatten die Patienten mehr Zweifel, waren zurückhaltender mit der Untersuchungsmöglichkeit. Heute weiß ich, dass ich damals noch nicht sattelfest war und das war anscheinend auch für die Patienten wahrnehmbar. Das ist auch ein Grund dafür, dass wir im Kurs zur PERFect-Testung auch das Ziel definiert haben, dass diese Untersuchung nicht nur gekannt, sondern so oft geübt wird, dass die Kursteilnehmer mit genügend Tasterfahrung nach Hause fahren.

9.3 Voraussetzungen für gute Therapieergebnisse

Eine gute Zusammenarbeit zwischen den Berufsgruppen ist Grundvoraussetzung für ein gutes Ergebnis. Der Patient spürt, wenn alle an einem Strang ziehen und kann sich so ganz auf sich konzentrieren. Er ist nicht hin- und hergerissen zwischen verschiedenen Meinungen.

Der Frauenarzt stellt bei einer jungen Patientin einen verspannten Beckenboden fest. Er schickt sie mit seinem Befund und eventuellen Testergebnissen weiter zur Physiotherapie. Je nach Absprache zwischen Arzt und Physiotherapie wird die Patientin entweder nach abgeschlossener Therapie zurückgeschickt und/oder der Arzt bekommt einen Kurzbericht übermittelt.

Rückbildungsgymnastik nach der Geburt hat als Ziel, den Körper wieder in ein Gleichgewicht zu bringen. Wenn die Gruppenleiterin bei einer Teilnehmerin eine besondere Schwäche entdeckt, auf die sie in der Gruppe nicht eingehen kann, kommt diese Frau aus der Rückbildungsgruppe in eine Einzeltherapie und eventuell nach ein paar Behandlungen wieder in die Rückbildungsgruppe. Für sie ist es ein gutes Gefühl, zu jeder Zeit am rechten Ort zu sein. So, wie es ihrem körperlichen Zustand entspricht.

Bei einer Urodynamik-Untersuchung stellt die Kontinenzschwester eine Schwäche der Beckenbodenmuskulatur fest. Sie gibt der Patientin Hilfestellungen für den Alltag und leitet die Patientin zur Physiotherapie weiter. Nach der Therapie wird abhängig von den bestehenden Symptomen vom Arzt eine weitere Urodynamik eingeleitet oder nicht.

Die Hebamme weiß von der großen Narbe nach einem Dammschnitt und macht in der Nachuntersuchung die PERFect-Testung. Die Seite der Narbe arbeitet bei der Muskelanspannung nicht mit. Die junge Mutter wird zur Physiotherapie überwiesen, um die Narbe behandeln zu lassen.

9.4 Wann und wie oft mache ich die Tastuntersuchung?

Die Tastuntersuchung wird am Anfang der Therapie durchgeführt. Bei internen Narben (Narben im Bereich des Beckenbodens und der Scheide), Triggerpunkten oder Schmerzbereichen kann es notwendig sein, weiterhin intern manuell zu behandeln. Ansonsten können Therapieeinheiten danach auch von außen angeleitet werden, solange ich weiß, was der Beckenboden innen macht. Ich kann auch von außen, wenn auch natürlich nur global, mit meinen Händen die Beckenbodenaktivität über-prüfen. Im Normalfall lässt sich von außen feststellen, ob es sich um eine Spannung oder um Druck handelt.

Es gibt Patientinnen, die bei jeder Therapie eine interne Tastuntersuchung haben möchten. Es sind diejenigen, die eine schwache Wahrnehmung haben und denen dieses auch bewusst ist. Wenn sie ihre Muskulatur zu spüren beginnen und sie sich beim Üben auskennen, wird es überflüssig, jedes Mal intern zu untersuchen.

9.5 Geburtsvorbereitung, Rückbildung, allgemeine Beckenbodengruppen: Brauche ich die Tastuntersuchung, wenn ich ausschließlich Gruppen anbiete?

Grundsätzlich gehen wir davon aus, dass nur Gesunde oder Menschen mit leich-ten Beschwerden eine Gruppentherapie in Anspruch nehmen. Die Praxis schaut oft anders aus. Manchen Patienten ist nicht bewusst, dass sie schon ein größeres Problem haben, manche wollen es auch nicht wahrhaben. Andere wählen die Gruppe, weil sie finanziell günstiger ist als die Einzeltherapie. Manchen wurde von der Krankenkasse die Gruppentherapie bewilligt. Eventuell gibt es in der Umgebung keine Möglichkeit zur Einzeltherapie in diesem Bereich. Doch wie gehe ich als Gruppenleiter damit um?

Ich beobachte in der Gruppe jeden Einzelnen genau. Ich muss, gerade was den Beckenboden betrifft, zumindest von außen, immer wieder tasten, um zu wissen, wie der Beckenboden jedes einzelnen Teilnehmers agiert.

Wird mit Spannung oder Druck gearbeitet? Ist Entspannung möglich? Das sind Kriterien, die ich auch von außen tasten kann, seitlich der Sitzbeinhöcker. Wenn ich mir bei einem Teilnehmer nicht sicher bin, ist es meine Pflicht diesen alleine anzuschauen. Das kann ich nach der Gruppenstunde oder vor der nächsten Einheit machen. Hier hat die PERFect-Testung wieder ihren Platz. Mache ich als Kursleite-rin selbst keine interne Testung, sollte ich den Kursteilnehmer weiterschicken zu einem Kollegen, der diese Untersuchung macht. Danach bekomme ich von ihm die Information über die Beckenbodenaktivität und eventuell auch Hinweise, welche Grenzen der Beckenboden momentan in Bezug auf Belastbarkeit und Anforderung hat, ob die Entspannung möglich ist und wo momentan die größte Herausforderung zu finden ist.

9.6 Umgang mit den PERFect-Zahlen einer anderen Untersuchungsperson

Kommt der Patient von einer anderen medizinischen Fachkraft und bringt bereits die PERFect-Zahlen mit, wie gehe ich damit um? Kann ich mir sicher sein, dass das ein absolut „richtiges" Ergebnis ist? Jeder Mensch hat seinen Biorhythmus. Bei Frauen verändert sich im Laufe des Monatszyklus die muskuläre Spannkraft. Kurz vor und während der Regel ist das Gewebe allgemein weicher. Eine bestehende Inkontinenz ist in diesen Tagen oft stärker als im restlichen Zyklus.

Die Messergebnisse werden beeinflusst von folgenden Faktoren:
- Monatszyklus
- momentaner Aktivitätszustand (eventuell morgens kräftiger als abends oder umgekehrt)
- momentane Arbeitsbelastung
- Müdigkeit, Stress

Für eine beginnende Therapie ist es unbedingt notwendig, auch selbst noch einmal die PERFect-Untersuchung durchzuführen. Damit ist der momentane Wert bekannt und ich habe selbst den Beckenboden gespürt. So kann ich, wenn ich außen taste, besser spüren, was drinnen passiert.

9.7 Muss jeder aus den möglichen Berufsgruppen die interne, digitale Palpation können und anwenden?

Gynäkologen, Urologen und Hebammen kommen bei diversen Standarduntersuchungen direkt mit dem Beckenboden in Berührung. Mit der PERFect-Testung die Muskelaktivität zu beurteilen ist nur ein kleiner zusätzlicher Aufwand.

Bei Krankenschwestern und Physiotherapeuten ist es nicht nötig, dass jeder der Berufsgruppe die PERFect-Tastuntersuchung beherrscht. Handelt es sich um spezialisierte Schwestern und Therapeuten sollte die Muskelfunktionstestung bei Bedarf gemacht werden können. Im Zweifelsfall sollte man den Patienten zur Abklärung zu einem Kollegen zu schicken, der die Untersuchung durchführen kann.

9.8 ... und bei Männern?

Auch bei Männern gibt es Situationen, in denen die Tastuntersuchung mit dem PERFect-Schema durchgeführt werden muss. Bei Männern erfolgt die Tastuntersuchung rektal. Der anale Schließmuskel, der *M. sphinkter ani externus*, ist ein starker Ringmuskel und zieht sich reflektorisch zusammen, wenn der Finger zur Untersuchung eingeführt wird.

Die anale Tastuntersuchung muss daher mit noch größerer Achtsamkeit durchgeführt werden.

Die Muskulatur des männlichen Beckenbodens hat oft andere funktionelle Herausforderungen als die des weiblichen Beckenbodens. Hier fehlt es oft an Elastizität, Entspannungsfähigkeit. Meist ist eine Schwäche dann sekundär zu finden.

Immer noch ein Stiefkind der funktionellen Behandlung ist die erektile Dysfunktion. Es bedarf immer zuerst einer Abklärung durch den Arzt. Maligne Krankheiten, Hormonveränderungen etc. behandelt der Arzt. Doch auch durch Stress, Druck auf den Beckenboden bei schwerer körperlicher Arbeit, Rauchen, Alkohol oder wenig Bewegung im Alltag kann die Funktion und Durchblutung im Beckenboden stark beeinträchtigt sein. Die normale erektile Funktion kann durch Optimierung der Muskelarbeit, sowie durch Verbesserung der Durchblutung und des Lymphflusses erreicht und gefördert werden.

9.9 Medizinisch gesund und doch ein Problem

Eine Patientin hat zum Beispiel ein Inkontinenzproblem und geht zur medizinischen Untersuchung. Es wird sorgfältig untersucht, auch die PERFect-Testung wird durchgeführt. Die Werte der Testung sind 5/10/10/10 – besser können sie nicht sein. Keine einzige Untersuchung führt zu einem Ergebnis.

In diesem Fall ist der nächste Schritt, die PERFect-Untersuchung auch in aufrechter Position durchzuführen, vielleicht auch in alltagstypischen Positionen. Das funktionelle Zusammenspiel bei Bewegung und Belastung muss genau analysiert werden. Wo ist der Bereich, an dem sich die Muskulatur nicht mehr auskennt und aufgibt. Meiner Erfahrung nach findet sich oft ein *„missing link"*.

Natürlich ist auch der psychosomatische Bereich mit zu beachten und vielleicht ist eine Weiterleitung zur Psychotherapie nötig. Ganz wichtig ist es in diesem Fall, den Patienten gut zu führen. Er muss immer eine Ansprechperson haben, an die er sich vertrauensvoll wenden kann. Die Übergabe der Betreuung bedarf viel Achtsamkeit. Es soll nie das Gefühl entstehen, dass sich „sowieso keiner bei mir auskennt".

10 Auffälligkeiten bei der Palpation

„Dabei war der gestrige Abend doch noch so schön!" berichtet eine Patientin, die heute ganz nieder-
geschlagen zur dritten Stunde des Beckenbodentrainings gekommen ist. Seit heute früh fühlt sie sich
irgendwie krank und hat vor allem starke Schmerzen im Schambereich. Im Rahmen der Tastuntersuchung schaut die Therapeutin auf das Genitale und sieht auf der rechten großen Schamlippe eine
rötliche Schwellung. „Auch die Leisten tun mir weh." stellt die Patientin fest. Man einigt sich, dass
das Training heute ausfällt und stattdessen eine sofortige gynäkologische Kontrolle erfolgen soll.

In unseren Kursen taucht immer wieder die Frage auf, was zu tun ist, wenn im Rahmen
der Palpation auffällige Befunde erhoben werden. Es ist sicher klug, von vornherein
klar zu machen, dass die Zuständigkeit für Genitalerkrankungen in ärztlicher Hand
liegt (z. B. Urologie, Gynäkologie). In vielen Fällen wird die Patientin ohnehin im einschlägigen Fachbereich in Betreuung sein. Dennoch scheint es nützlich, hier einen
groben Überblick über Erkrankungen des weiblichen Genitale zu geben, um im Einzelfall richtige Entscheidungen treffen zu können.

10.1 Das normale weibliche Genitale

Um Auffälligkeiten am Genitale feststellen zu können, muss die normale Anatomie
bekannt sein:

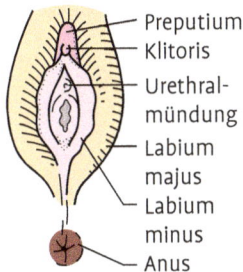

Abb. 10.1: Normales äußeres weibliches Genitale.

Bei den meisten Frauen ist die Gebärmutter nach vorne – in Richtung Schambein und
Harnblase – gerichtet und nach vorne geknickt (*anteversio* und *anteflexio*) Abb. 10.2a,
seltener, aber ebenso normal ist die Ausrichtung und der Knick nach hinten (*retrover-
sio* und *retroflexio*) Abb. 10.2b – dorsal – (in Richtung Mastdarm und Kreuzbein). Im
ersten Fall steht die Portio (das ist der untere Teil der Gebärmutter, der in die Scheide
ragt und durch den der Zervikalkanal in die Gebärmutterhöhle führt) nach hinten

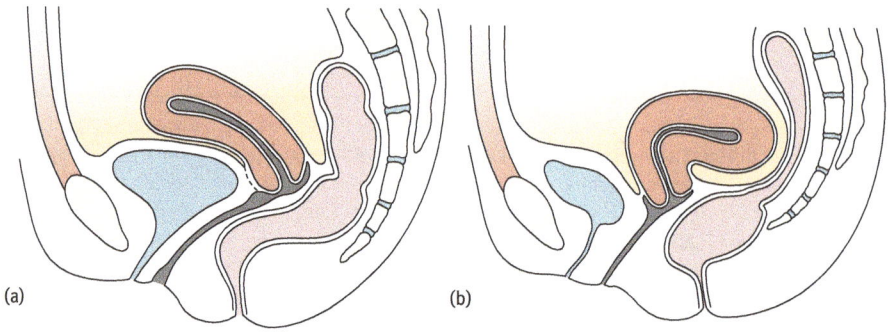

Abb. 10.2: Normales weibliches Genitale, Sagittalschnitt (Erklärung im Text).

und kann bei einer vaginalen Untersuchung dort getastet werden. Im anderen Fall steht die Portio vorne, unter dem Schambein.

An der Oberfläche der Portio ist bei Frauen im gebärfähigen Alter häufig eine so genannte Erosion zu finden. Bei einer Erosion überzieht die Schleimhaut aus dem Zervikalkanal auch einen kleinen Teil der Oberfläche der Portio. Diese ist manchmal leicht verletzlich und kann auch bei der vaginalen Tastuntersuchung zu geringen – harmlosen – Blutungen führen [Anderson 2002].

10.2 Vermeintliche Pathologien

10.2.1 Gebärmuttersenkung

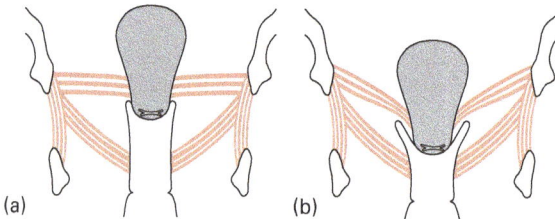

Abb. 10.3: Portio bei Gebärmuttersenkung (*Descensus uteri*).

Bei normaler Lage der Gebärmutter kann die Portio – wie oben beschrieben – am Ende der Scheide, das ist üblicherweise eine gute Fingerlänge, getastet werden. Bei der Senkung der Gebärmutter kann die Portio deutlich tiefer getastet werden und im ersten Moment als pathologischer Tumor scheinen. Dabei handelt es sich aber nur um die tiefer getretene Portio, das heißt, die Lage der Gebärmutter und damit auch der Portio ist nach unten (kaudal), in Richtung Scheideneingang verlagert.

10.2.2 Stuhl, Fremdkörper

Bei der vaginalen Tastuntersuchung können im Bereich der hinteren Scheidenwand eventuell reichlich vorhandene Stuhlknollen im Mastdarm getastet werden, die als Tumoren erscheinen.

Als Fremdkörper könnte ein in der Scheide liegender Verhütungsring – Nuva Ring®, ein Tampon oder ein Pessar tastbar sein [Berek 2002].

10.3 Pathologien

10.3.1 Entzündungen der Scheide und der Schamlippen

Symptome
Unterschiedliche Symptome können bei Entzündungen im Genitalbereich auftreten. Dazu zählen:
- Juckreiz
- Ausfluss (weißlich, gräulich, gelblich, grünlich)
- übelriechend (fischartig)
- Brennen

Ursachen
Mykosen: Pilze (meist verschiedene Arten von Candida – am häufigsten candida albicans) sind neben reichlich Bakterien übliche Bewohner der Haut, der Scheidenhaut und der Schamlippen. Durch Störungen der natürlichen Flora (oft durch Antibiotika, übertriebene oder falsche Hygiene auch durch Duschgel oder andere Mittel, die Bakterien zerstören) kommt es zur Zerstörung der natürlichen Bakterienflora und übermäßigen Ausbreitung des Pilzes und damit zu Symptomen wie Jucken, Rötung, weißlicher, flockiger Ausfluss, Brennen beim Urinieren im Bereich der äußeren Harnröhrenöffnung, juckende und brennende Schmerzen beim Geschlechtsverkehr. Die Diagnose ist unter dem Mikroskop leicht zu bestätigen, eine Lokaltherapie reicht üblicherweise aus. Um Rückfälle zu vermeiden sollte auf jeden Fall die Beseitigung der Ursache besprochen werden.

Bakterielle Vaginose: Bei ca. jeder dritten Frau finden sich in der Vaginalflora Bakterien, die keinen Sauerstoff vertragen, so genannte Anaerobier (*Gardnerella vag., Prevotella spp.*). Auch diese können bei Vermehrung eine Infektion mit Symptomen hervorrufen. Typischerweise fischartig übelriechender, gräulicher Ausfluss,

Gering bis mäßig ausgeprägter Juckreiz und Schmerzen beim Geschlechtsverkehr sind die möglichen Beschwerden. Die Sicherstellung der Diagnose erfolgt mittels Mikroskop, zur Therapie stehen lokale Mittel sowie oral zu verabreichende Antibiotika zur Verfügung. Leider kommt es häufig zum Wiederauftreten der Symptome.

Trichomoniasis: Trichomonaden sind Einzeller mit Geißeln, die sie zur Fortbewegung befähigen. Sie werden von Mensch zu Mensch, meist beim Geschlechtsverkehr übertragen. Sie überleben aber auch in nicht ausreichend hygienisch gepflegten Badewannen und können dann auf die Badenden übertragen werden. Im Mikroskop fallen diese Einzeller durch lebhafte Bewegungen auf. Die Infektion zeigt Symptome wie gräulicher, juckender Ausfluss, gelegentlich Rötung, Schmerzen beim Geschlechtsverkehr. Eine Antibiotikatherapie ist die Therapie der Wahl, eine Partnerbehandlung Standard, eine Beseitigung der Ursache in entsprechenden Fällen notwendig.

Herpes simplex genitalis: Das Herpes-Virus (HSV) wird durch Schmierinfektion, häufig beim Geschlechtsverkehr übertragen, tritt im Bereich der Schamlippen auf, kann aber auch als Herpes labialis an den Lippen in Erscheinung treten. Dabei gibt es 2 verschiedene Typen, HSV 1 und HSV 2. Typisch ist das Auftreten von kleinen Bläschen, die sehr schnell platzen und dann einen kleinen, rundlichen Hautdefekt mit gerötetem Rand zurück lassen. Dieser ist häufig sehr schmerzhaft und brennt genau an dieser Stelle. Bei erstmaligem Auftreten kann ein beträchtlicher Schmerz, Schwellung und Rötung der Schamlippen mit schmerzhafter Lymphknotenschwellung im Leistenbereich und Fieber mit allgemeinen Krankheitssymptomen auftreten. Bei wiederholtem Auftreten können die Beschwerden nur ganz gering ausfallen und oft ohne Therapie wieder zurückgehen. Auf jeden Fall besteht bei offener Wunde eine beträchtliche Infektionsgefahr beim Geschlechtsverkehr wie auch durch Berührung. Eine Übertragung auf das Auge kann zu einer schlecht zu behandelnden Infektion der Hornhaut führen, die narbig mit einem bleibenden Hornhautdefekt ausheilen kann. Je nach Heftigkeit der Beschwerden wird eine Therapie mit Mitteln, die die Vermehrung des Virus verhindern sollen entweder per os oder auch als Infusion gegeben. Zusätzlich werden rein symptomatisch Schmerzmittel auch lokal gegeben. Bei geringer Symptomatik ist eine spezifische Therapie oft nicht notwendig [Soper 2002].

Hormonmangel im Klimakterium: Durch Reduktion der Eierstockhormone kann es zu Veränderungen der Scheidenflora und der Scheidenhaut kommen. Die Frau fühlt die Scheide trocken mit gelegentlichem Juckreiz und Schmerzen beim Geschlechtsverkehr. Eine tatsächliche Infektion liegt nicht vor, Beschwerden jedoch durchaus. Nach Ausschluss der o. g. Infektionserreger kann eine Lokaltherapie auch mit lokaler Zufuhr von Hormonen (Creme, Scheidenzäpfchen) gegeben werden.

Lichen sclerosus et atrophicus (Kraurosis vulvae): Hierbei handelt es sich um eine Hauterkrankung, die zu Schrumpfung und Reliefverlust der Schamlippen und Klitoris sowie pergamentartiger, weißlicher Hautverdünnung führt. Subjektive Symptome reichen von Beschwerdefreiheit bis zu immer wieder auftretendem, lang anhaltendem, quälendem Juckreiz. Es erfolgt eine Lokaltherapie.

10.3.2 Lageveränderungen

Die Bänder des Beckens und der Beckenboden halten die Organe des kleinen Beckens wie Gebärmutter, Harnblase und Mastdarm in ihrer Position. Bei einer Schwächung der Bänder beziehungsweise des Beckenbodens kann es zum Tiefertreten von Scheidenvorderwand und Harnblase, der Scheidenhinterwand und Mastdarm oder auch der Gebärmutter kommen.

Ist nur die vordere Scheidenwand vom Tiefertreten betroffen, tritt automatisch die an der Scheidenvorderwand liegende Harnblase mit tiefer. Man spricht von Blasensenkung (Zystozele).

Ist nur die hintere Scheidenwand vom Tiefertreten betroffen, tritt automatisch der an der Scheidenhinterwand liegende Mastdarm mit tiefer. Man spricht von Rektozele.

Häufig liegt sowohl eine Zystozele als auch eine Rektozele vor.

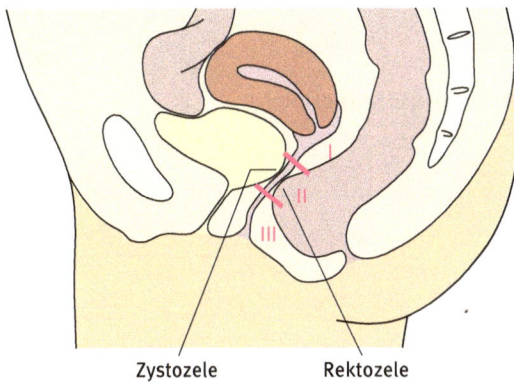

Zystozele   Rektozele

Abb. 10.4: Zystozele, Rectozele.

Tritt die Gebärmutter tiefer, tritt automatisch auch die Portio in Richtung Scheidenausgang, man spricht von der Senkung der Gebärmutter (Descensus uteri). Tritt sie bis in das Niveau des Scheidenausganges, spricht man von Subtotalprolaps, kommt es zum Heraustreten der gesamten Gebärmutter, spricht man von Gebärmuttervorfall (Totolprolaps).

Bei der Senkung kann der in der Scheide tastende Finger die Portio als derben, etwa fingerendgliedgroßen „Tumor" tasten.

[Kölle 2009].

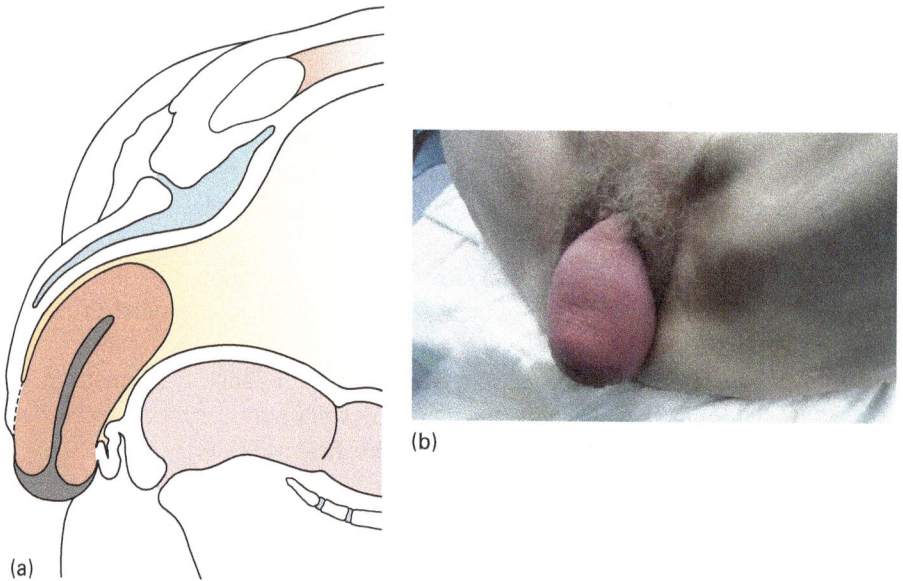

(a)

(b)

Abb. 10.5: Totalprolaps – vollständiger Gebärmutter- und Scheidenvorfall (a) Sagitalschnitt, (b) Ansicht vor Operation.

10.3.3 Tumoren

- Bartholinische Zyste/Abszess
- Krampfadern der Schamlippen
- Genitalwarzen
- Hernien
- Karzinom der Schamlippen
- Hämorrhoiden

Bartholinische Zyste/Abszess

Im hinteren Drittel der kleinen Schamlippen liegt der Ausführungsgang der Bartholinischen Drüse, die die Aufgabe hat, am Scheideneingang ein gleitfähiges Sekret zur Verfügung zu stellen. Ist dieser Ausführungsgang verlegt, kommt es zum Rückstau dieses Sekretes der Drüse, die weiter ihr Sekret produziert. Dadurch weitet sich der Ausführungsgang aus und es entsteht eine schmerzlose Zyste, die Orangengröße erreichen kann. Kommt es in der Zyste zur bakteriellen Infektion, spricht man von einem Abszess mit beträchtlichen Schmerzen. Eine schmerzlose Zyste kann bei Beschwerdefreiheit oft jahrelang bestehen, eine große Zyste oder ein Abszess erfordert meist eine Operation.

Krampfadern der Schamlippen (Vulvavarizen)

Ausgeweitete Venen, die sich als bläuliche Erweiterungen der Schamlippen darstellen, kommen häufiger bei Schwangeren als bei nichtschwangeren Frauen vor. Sie treten im Stehen hervor, im Liegen verschwindet die Blutfülle meist. Therapeutisch schlecht zugänglich, gehen diese nach der Geburt sehr häufig zurück.

Genitalwarzen (Feigwarzen, Condylome)

Das HP-Virus (Humanes Papilloma-Virus) verursacht diese Warzen im Bereich der Schamlippen, am Damm und in der Scheide. Sie sind stecknadelkopfgroße bis bohnengroße Hauttumore. Das HP-Virus wird durch Schmierinfektion, Hautkontakt und Geschlechtsverkehr übertragen. Genitalwarzen können juckende Beschwerden bereiten. Die Therapie wird mit chemischen Mitteln oder mit Operation durchgeführt.

Karzinom der Schamlippen (Vulvakarzinom)

Das Vulvakarzinom beginnt oft mit einem gering juckenden Ekzem und wächst unbehandelt zu einem Tumor heran. Im Frühstadium ist dieses durch HP Viren verursachte Karzinom durch eine einfache Operation heilbar, je später die Therapie eingeleitet wird, desto schlechter ist die Prognose. Vorstufen des Karzinoms können auch mittels spezieller Cremes, die die Immunabwehr lokal steigern, behandelt werden.

Hernie

Bei der Hernie der Schamlippen handelt es sich um das Eintreten von Bauchinhalt in die Schamlippen durch eine Schwachstelle (Bruchpforte) im Bereich der Leiste unter dem Leistenband. Meistens handelt es sich um Darm, der einseitig in die Schamlippe rutscht. Als Therapie erfolgt eine Operation.

Hämorrhoiden

Hämorrhoiden sind Erweiterungen der Venen des Anus. Die Größe variiert eben so stark wie die Beschwerden. Eine Therapie ist konservativ oder operativ möglich.

10.3.4 Narben am Damm

Nach Geburten können Narben am Damm vorhanden sein. Ursache sind Dammrisse, meist median gelegen, oder Dammschnitte, die median, lateral oder mediolateral angelegt wurden. Auch nach Operationen können Narben auftreten.

10.3.5 Unterbauchschmerz

– Harnwegsinfekt
– Eileiterentzündung
– Zyste
– Myom
– Eileiterschwangerschaft

Harnwegsinfekt

Verursacht durch eine bakterielle Infektion kommt es zu Symptomen wie häufiger, schmerzhafter Harndrang, schmerzhaftem Urinieren geringer Harnmengen. Im Harn kann die Infektion labortechnisch erfasst werden. Die Therapie besteht in der Verabreichung von Antibiotika, sowie zusätzlich reichlich Flüssigkeitszufuhr und ev. Gabe pflanzlicher Extrakte.

Eileiterentzündung

Bei der Eileiterentzündung kommt es zu einer Infektion der Eileiter durch Bakterien, oft zusätzlich zu einer Entzündung der Gebärmutter (Endometritis), bei Ausbreitung der Infektion auch zu einer Entzündung des Bauchfells im kleinen Becken. Symptome sind Schmerzen im Unterbauch, Schmerzen bei Erschütterungen wie Hinsetzen oder Laufen, Fieber. Als Therapie werden Antibiotika und entzündungshemmende Medikamente gegeben.

Zyste

Eine Zyste wird vom Eierstock gebildet und enthält meist Gewebeflüssigkeit. Manchmal kann diese beim Wachstum Schmerzen verursachen. Selten kann sich die Zyste mitsamt dem Eierstock drehen, die Zyste kann auch platzen, dann kommt es zu heftigen Schmerzen.

Myom

Ein Myom ist ein Tumor, bestehend aus Gebärmuttermuskulatur. Es gibt Myome von wenigen Millimetern, Myome können aber auch Kopfgröße aufweisen. Ob ein Myom Beschwerden macht, hängt vor allem von der Lage ab. Symptome können in Störungen der Regelblutung oder Verdrängungserscheinungen im kleinen Becken bestehen. Nur selten bereiten sie Schmerzen.

Eileiterschwangerschaft

Bei der Eileiterschwangerschaft entwickelt sich die Schwangerschaft nicht in der Gebärmutter, sondern im Eileiter, der dafür nicht geeignet ist. Da die Wand sehr dünn ist, kann es zu einem Riss des Eileiters mit inneren Blutungen kommen. Meist treten davor Schmerzen im Unterbauch auf. Der Schwangerschaftstest ist auch im Urin mit Morgenharn fast immer positiv. Die Diagnosestellung ist oft schwierig, die Behandlung erfolgt über Gabe von Medikamenten oder als Operation.

10.4 Konsequenzen

Bei Entzündungen, Schmerzen, Tumoren oder nicht abgeklärten Lageveränderungen sollte an einen Facharzt für Gynäkologie zur Abklärung und Therapie überwiesen werden.

10.5 Kontraindikation zur Palpation

Eine absolute Kontraindikation zur Palpationsuntersuchung stellt nur ein nicht gegebenes Einverständnis der Patientin dar.

Eine Untersuchung bei Entzündungen der Scheide oder bei Schmerzen ist zwar prinzipiell möglich solange die Patientin damit einverstanden ist, vermutlich ist es sowohl für die Patientin selbst als auch für die Untersucherin angenehmer und entspannter, wenn ohne Beeinträchtigung untersucht werden kann. Die Konzentration kann dann mehr auf die Palpation als auf die Schmerzzustände der Frau gerichtet werden.

Literatur

Anderson JR, Genadry R. Anatomy and Embryology. In: Novak's Gynecology. 13th Edition, Berek JS, Ed., Baltimore 2002, Lippincott, Williams and Wilkins.

Berek JS, Adams Hillard PJ. Initial Assessment and Communication. In: Novak's Gynecology. 13th Edition, Berek JS, Ed., Baltimore 2002, Lippincott, Williams and Wilkins.

Soper DE. Genitourinay infections and sexually transmitted diseases. In: Novak's Gynecology. 13th Edition, Berek JS, Ed., Baltimore 2002, Lippincott, Williams and Wilkins.

Kölle D, Szych A, Dimpfl T. Kombination von Deszensus und Inkontinenz. In: Urogynäkologie in Praxis und Klinik. 2009, 2. Ed., Tunn R, Hanzal E, Preucchini D Eds., Berlin, New York, DeGruyter

11 Ein Palpationskurs

Eine Privatklinik – Cafeteria, zwei Gynäkologen trinken nach einer Operation Kaffee. Kollege L.: „Der Eingriff ist wunderbar gegangen – elegant und schnell. Wir sollten mehr von diesen Inkontinenzpatientinnen operieren." Kollege B.: „Sehr gerne, aber vorher sollte mindesten drei Monate ein konsequentes Beckenbodentraining erfolgen, erst dann operiere ich sie – wenn sie dann überhaupt noch ein Problem haben." Kollege L.: „Dort schicke ich niemanden mehr hin – ich hab noch keine einzige gesehen, der das geholfen hätte."

So ein ähnliches Gespräch hat tatsächlich einmal – vor langer Zeit – stattgefunden. Bei der Analyse der unterschiedlichen Wahrnehmungen der beiden Herren, kam man zur Auffassung, dass es offenbar – vor langer Zeit – einmal Qualitätsunterschiede beim Beckenbodentraining gegeben hat. Vielleicht gibt es die noch heute. Fakt ist, dass wir etwas tun wollten, damit mehr Frauen (und Männer) erfolgreich ohne Operation gegen Erkrankungen des Beckenbodens ankämpfen können. Die Analyse, dass die muskuläre Aktivität des Beckenbodens zu selten überprüft wird, hat uns auf die Idee gebracht in einem Kurs die Beckenbodenpalpation zu vermitteln. Gemeinsam mit zwei kongenialen Partnerinnen haben wir den Kurs geplant, der in diesem Kapitel kurz beschrieben wird – und mit wirklich viel Unterstützung der Medizinischen Gesellschaft für Kontinenzhilfe und dem Privatspital Rudolfinerhaus (wo die Kurse zweimal im Jahr stattfinden) konnten wir dieses Projekt auch realisieren.

11.1 Ziel des Kurses

Die Teilnehmer sollen den Untersuchungsgang der Palpation des Beckenbodens theoretisch und praktisch erlernen und standardisieren bzw. ihre Fertigkeit darin verbessern, um nach Abschluss des Kurses die Palpation sofort in die täglichen Praxis selbstsicher durchführen zu können.

Es ist **kein** Kursziel, die Therapie des Beckenbodens zu vermitteln, dafür wäre das Zeitangebot zu kurz. Großer Wert wird auch auf den Erfahrungsaustausch unter den Berufsgruppen, den Teilnehmern und den Vortragenden gelegt.

11.2 Voraussetzungen

Da bei den praktischen Übungen die gegenseitige Untersuchung der Scheide erfolgt, ist großes Augenmerk auf die Intimsphäre bei den praktischen Übungen zu legen.

Die Teilnehmer werden in vier Gruppen zu je drei Teilnehmer eingeteilt und jede der vier Gruppen wird von einem Vortragenden begleitet und instruiert.

Rechtlich gesehen ist es – zumindest in Österreich – folgenden Berufsgruppen erlaubt, die vaginale Palpation des Beckenbodens durchzuführen: Physiotherapeuten, Hebammen, Angehörigen des gehobenen Pflegedienstes mit besonderer Fortbildung im Bereich Kontinenz- und Beckenbodenproblemen, sowie Ärzten.

11.3 Raum

Das Platzangebot sollte mit einem Auditorium für zwölf Teilnehmer (bequemerweise) an Tischen sowie etwas abseits mit 4 Untersuchungsliegen mit Paravents als Sichtschutz ausreichend bemessen sein. Bei jeder Liege ist ein Plakat „PERFect" für die Teilnehmer sichtbar aufgehängt.

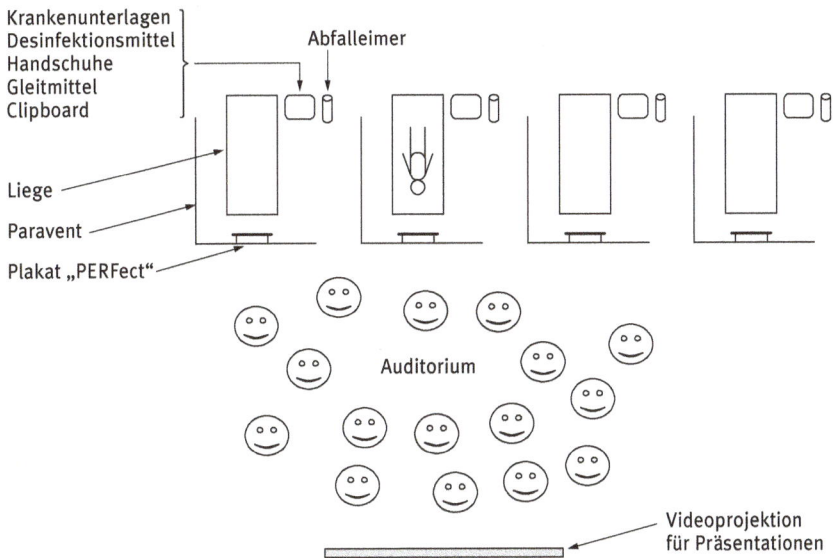

Abb. 11.1: Auditorium.

Utensilien für die Vorträge

Dazu zählen: Computer, Beamer, Laserpointer, Flipchart als Zeichenmöglichkeit, Modell des Beckens.

Utensilien für die Teilnehmer

– 12 Schutzauflagen für die Liegen
– Alle Teilnehmer bekommen aus hygienischen Gründen und als zusätzlichen Sichtschutz eigene Kittel.

Utensilien für die praktischen Übungen

- 4 Paravents (mit Plakat „PERFect"), 4 Polster, 4 Leintücher für Liegen, 4 Clipboards, 4 Abfalleimer
- Neben jeder der 4 Liegen griffbereit für die Untersuchung: latexfreie Untersuchungshandschuhe, Gleitgel, Desinfektionsmittel, Papierhandtücher

11.4 Überprüfung der erworbenen Fähigkeiten

Um die eigene Lernkurve zu sehen, wird vor und nach dem Kurs jeweils ein theoretischer und ein praktischer Test durchgeführt.

11.4.1 Theoretischer Test (Multiple-choice-Test, MC-Test)

- 12 mal Formular für MC-Test vor Kurs, 12 mal Formular für MC-Test nach Kurs, 2 mal 12 MC-Auswertungsbogen

Der MC-Test fragt vor und nach dem Kurs das theoretische Wissen ab. Das Testergebnis fällt in der Regel so aus, dass der Schulungsbedarf deutlich wird. Die Fragen haben 5 Antwortmöglichkeiten – wobei immer eine Antwort die „richtigste" ist – und werden via Beamer gezeigt und von den Teilnehmern durch Ankreuzen auf einem einfachen Formular beantwortet. Dieselben Fragen in anderer Reihenfolge werden am Ende des Kurses nochmals gestellt und ausgewertet.

Die Teilnehmer können ihren Namen, oder auch einen Spitznamen, bzw. Code auf dem Formular eintragen, wenn sie anonym bleiben wollen. Sie können im Fall der Anonymität am Schluss ihre Ergebnisse sehen, wir sind aber nicht in der Lage die codierten Angaben konkreten Personen zuzuordnen.

11.4.2 Praktischer Test – OSATS

- zweimal 12 OSATS-Bögen für Vorher- und Nachher-Test sowie zum Üben 4 OSATS-Bögen

Der praktische Test fragt zu Beginn nach einer ersten Demonstration und am Ende des Kurses die praktische Durchführung des Tests ab, bzgl. Anonymität siehe oben.

Bei der praktischen Übung wird Punkt für Punkt vorgegangen, das OSATS Schema dient als Vorlage. Die Übungen werden oft wiederholt. Das Ziel ist ein unkomplizierter und leichtgängiger Arbeitsfluss unter Berücksichtigung der Intimsphäre der Patientin. Bei der Beurteilung werden Punkte vergeben und zusammengezählt.

OSATS* digitale Untersuchung des Beckenbodens --- PERFect Schema

E. Hanzal, E. Udier, B. Bartosch, C. Stelzhammer, modifiziert nach R. Reznick und J. Laycock

Untersuchungsspezifische Fertigkeiten

1.	erklärt die PERFECT Untersuchung	
2.	holt das Einverständnis der Untersuchungsperson (UP) ein	
3.	sorgt für Sichtschutz und Ungestörtheit	
4.	überprüft Behandlungsliege, Unterlage, Kopfpolster, Einmalhandschuhe, Gleitmittel und Papiertücher	
5.	bittet UP den Unterkörper frei zu machen und sich in Rückenlage auf die Behandlungsliege zu legen	
6.	lagert UP mit ca. 45° Hüftbeugung	
7.	führt eine Händedesinfektion durch	
8.	zieht Untersuchungshandschuhe an	
9.	verteilt Gleitmittel auf Zeigefinger (und ev. Mittelfinger) der dominanten Hand	
10.	tritt an die rechte Seite der UP (Linkshänder auf die linke Seite)	
11.	spreizt mit der non-dominanten Hand die kleinen Schamlippen	
12.	führt langsam den Zeigefinger der dominanten Hand unter leichtem Druck gegen die hintere Vaginalwand ca. 4-5 cm in die Scheide ein (nimmt ev. bei weiter Scheide den Mittelfinger dazu)	
13.	übt einen leichten Druck nach hinten aus und fordert die UP auf, die Beckenbodenmuskulatur so kräftig wie möglich anzuspannen (maximale Anspannung [MA]) und anschließend wieder loszulassen	
14.	beurteilt die Kraft ([P]ower), die der Beckenboden bei MA dem tastenden Finger entgegenbringt auf einer Skala von 0 (keine Kontraktion spürbar) bis 5 (kräftige Kontraktion mit spürbarem Anheben des Beckenbodens) nach dem modifizierten Oxford-Grading	
15.	überprüft, ob die UP während der Kontraktionen die Luft anhält und fordert sie gegebenenfalls auf, bei den Kontraktionen auszuatmen	
16.	überprüft, ob die UP während der Kontraktionen unerwünschte Hilfsmuskulatur anspannt und fordert sie gegebenenfalls auf, diese zu entspannen	
17.	beachtet ca. 5 Sekunden Pause zur Entspannung der Beckenbodenmuskulatur	
18.	beurteilt die Ausdauer ([E]ndurance) einer MA in Sekunden, bis die Kraft um mehr als 1/3 nachlässt, oder Hilfsmuskulatur angespannt wird, maximal aber 10 Sekunden	
19.	beurteilt die Anzahl der wiederholten Kontraktionen ([R]epetitions), die die UP ausführen kann (maximal 10) und achtet dabei, dass zwischen den Kontraktionen jeweils 4 Sekunden Pause eingehalten wird	
20.	beachtet, dass vor dem nächsten Untersuchungsschritt 1 Minute Pause eingehalten wird	
21.	beurteilt, wieviele schnelle (ca. 1 Sekunde dauernde) MA ([F]ast contractions) die UP durchführen kann (maximal 10)	
22.	beendet die Untersuchung, bittet die UP sich wieder anzukleiden und entsorgt die Untersuchungsmaterialien	
23.	dokumentiert den Befund nach dem PERFect Schema	
24.	bespricht den Befund mit der UP	

Punkte spezifisch: _____ / 24

Allgemeine Beurteilung

(Bereich ankreuzen, der der Performance der/des Kandidatin/en, unabhängig vom Ausbildungsstand entspricht.)

1. Gefühl und Schmerzauslösung

1	2	3	4	5
häufig unnötige Kraftanwendung, löst durch grobe Manipulationen oft Schmerzen/ ein unangenehmes Gefühl aus		sorgfältiger Umgang, verursacht gelegentlich unabsichtlich leichte Schmerzen/ ein unangenehmes Gefühl		lückenloses adäquates Handling, keine Schmerzauslösung/ kein unangenehmes Gefühl

2. Zeiteinteilung und Bewegungen

viele unnötige Untersuchungsschritte	effiziente Zeiteinteilung/ Ablauf, einige unnötige Untersuchungsschritte	klarer, sparsamer Bewegungsablauf mit maximaler Effizienz

3. Handling der Untersuchungsutensilien (Handschuhe, Gel)

häufig zaghafte oder unbeholfene Bewegungsabläufe mit Untersuchungsutensilien, inadäquate Anwendung	kompetente Anwendung der Untersuchungsutensilien, aber manchmal steif und unbeholfen	flüssige Bewegungsabläufe, keinerlei Unbeholfenheit

4. Arbeitsfluss

häufige Pausen und Unsicherheit bezüglich des nächsten Untersuchungsschrittes	zeigt vorausschauende Planung und annehmbaren Fortschritt bei der Untersuchung	hat den Untersuchungsablauf offensichtlich genau im Kopf, müheloser Übergang von einem Untersuchungsschritt zum nächsten

5. Anleitung der Klientin

minimale, fehlende, unklare oder zu viel Kommunikation mit der Klientin	meistens adäquate Kommunikation	angenehme Untersuchungsatmosphäre durch motivierende Kommunikation in optimaler Dosierung

6. Kenntnis der spezifischen Untersuchung

fehlende Kenntnis, braucht bei den meisten Untersuchungsschritten spezifische Anweisungen oder muss nachschauen	kennt alle wichtigen Untersuchungsschritte	ist in allen Aspekten der Untersuchung sicher

7. Dokumentation

	¼		¾	
führt keine Dokumentation durch oder merkt sich die Ergebnisse der Untersuchung nicht		merkt sich und dokumentiert die Hälfte der Untersuchungsergebnisse		merkt sich und dokumentiert alle Untersuchungsergebnisse

Punkte allgemein: _____ / 35   GESAMTPUNKTE: _____ / 59

*Objective Structured Assessment of Technical Skills
Creative Commons Attribution-NonCommercial-ShareAlike 3.0 Unported License

Abb. 11.2: OSATS für die Beckenbodenpalpation.

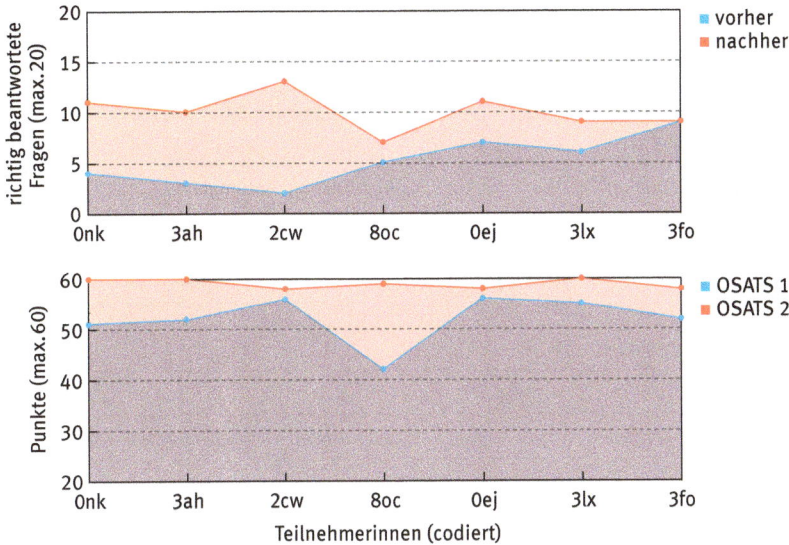

Abb. 11.3: Ergebnisse der theoretischen und praktischen Tests vor und nach dem Palpationskurs.

11.5 Kursinhalt/Programm

Der Kurs ist für 2 Tage geplant, um ausreichend Zeit für das praktische Erlernen des Untersuchungsablaufes zu haben. Hier ein Beispiel eines Kursprogramms.

Tab. 11.1: Kursprogramm.

Uhrzeit	Programm	Kommentar
08:30	Eröffnung, was können Teilnehmer erwarten, was NICHT	tatsächliche praktische Erfahrungen; Routine schon während des Kurses
08:40	Vorstellungsrunde	Begrüßung, MKÖ-Präsident, Vorstellungsrunde, inkl. Erwartungen
09:00	Vortest (multiple choice) Nummer austeilen	
09:30	Was bedeutet Evidenz	
09:40	Warum ist die Überprüfung beim BBT wichtig? Methodenvergleich	Erfolg von BBT ist objektivierbar, auch durch direkten Muskel-Funktionstest. Welche anderen Methoden gibt es, Vorteil Palpation
10:15	Anatomie	Anatomie, gezeichnet und gezeigt
10:45	PERFect-Schema Dokumentation, Beispiele	genaue Anleitung
11:00	Pause	

Uhrzeit	Programm	Kommentar
11:15	Demonstrationsvideo	
11:30	PERFect – praktische Demo nach OSATS Anleitung	Anleitung und praktische Übung
12:45	rechtliche Aspekte – Palpation	MTD-Gesetz; Stellungnahme Bundesministerium
13:00	Mittagspause	
14:00	Was ist OSATS	
14:30	Evidenzlage Physiotherapie	
15:00	Pause	
15:15	Losen der Kleingruppen	Erklärung kritisches Feedback als Lernhilfe
15:20	OSATS 1	
16:15	Feedbackrunde	
17:00	Ende	
08:30	Auffällige Befunde bei der Palpation	welche Zufallsbefunde zu weiteren Schritten veranlassen sollten
09:00	Diskussion	
09:30	Kleingruppen	
10:30	Pause	
11:00	Was bedeutet 4/7/8/10?	
11:30	PERFect – ein Basissegment des physio-therapeutischen Prozesses Ansätze von Therapieziel- und Planung	Ziel Muskelkräftigung, Kontinenz, ein Teil-bereich der Physiotherapie, Wiederbefundung, Beckenstellung, Tonus-regulation, Laycock
12:15	Mittagspause	
13:15	Gruppenfoto	
13:15	Multiple Choice Test	
13:30	OSATS 2	
14:30	anonyme Auswertung	
14:30	Fragen aus der Gruppe	Punkt für Punkt besprechen, einer geht in der Zeit mit den Teilnehmern die Ergebnisse durch
15:30	Präsentation der Testergebnisse (MC und OSATS, Vorher-Nachher-Test) Schriftliche Evaluierung Abschlussrunde und Diskussion Zertifikat	
ca. 17:00	Ende	

11.6 Gruppenzusammensetzung

Die Zusammensetzung der Gruppen kann vorerst willkürlich erfolgen, eine Auslosung garantiert eine unkomplizierte Aufteilung. Nachfolgend ist ein häufiges Wechseln der Untersuchungspartner sinnvoll, um verschiedene praktische Erfahrungen bei der Palpation zu machen.

11.7 Feedback und Abschlussrunde

Wichtigen Raum bekommt Kommunikation und Austausch der bisherigen Erfahrungen durch regelmäßige Feedbackrunden. Ein abschließender Erfahrungsaustausch unter den TN und eine offene Kritik des Kurses bilden einen wesentlichen Bestandteil des Kurses.

11.8 Beurteilung der Kursqualität durch die Teilnehmer

– 12 mal Kursevaluierung

Am Ende des Kurses wird von den Teilnehmern die Qualität jedes Vortrages und jedes Programmpunktes bewertet und mit Kommentar versehen.

12 Praktische Anwendung in Fächern und Berufsgruppen

Über die Häufigkeit von Erkrankungen und Symptomen, die im Zusammenhang mit Problemen des Beckenbodens zu sehen sind, gibt es in der Literatur recht unterschiedliche Zahlen. Die Schwankungsbreite liegt je nach Studie zwischen 15 und 60 %, wobei das noch immer tabuisierte Thema nahe legt, dass man von hohen Dunkelziffern ausgehen kann. Die Untersuchung des Beckenbodens und die Beurteilung seiner Funktion sind von großer Bedeutung, egal ob Patienten vor oder nach einer Operation im Bereich des kleinen Beckens stehen, ob Inkontinenz, Senkung, Schmerzen oder eine Krebserkrankung das Hauptproblem darstellen oder ob konservative Therapie im Verlauf dokumentiert werden soll. Behandelnde Ärzte, spezialisierte Krankenpfleger, Hebammen und Physiotherapeuten stehen gleichermaßen vor der Aufgabe in effektiver Weise die Beckenbodenfunktionen zu untersuchen und die Ergebnisse einfach und schnell zu notieren. So wie in anderen medizinischen Bereichen ist es auch in der Urogynäkologie bzw. Proktologie erforderlich, eine aussagekräftige Dokumentation zu pflegen, die berufsübergreifend zur Anwendung kommt und für alle beteiligten Personen des Behandlungsteams gut verständlich ist.

12.1 Wo und wann sollte die PERFect-Untersuchung zur Anwendung kommen?

Beckenbodentraining wird allgemein als Maßnahme im Bereich der Vorbeugung immer populärer, was in Anbetracht der demographischen Entwicklung als erfreulich zu betrachten ist, sofern dabei auch Qualitätskriterien eingehalten werden. Es erscheint jedoch unrealistisch anzunehmen, dass Frauen – und sie sind für Prävention die primäre Zielgruppe – in Fitnessstudios, Pilatesgruppen oder Volkshochschulkursen sich zuerst einer individuellen Untersuchung unterziehen, bevor sie sich um eine Kräftigung des Beckenbodens bemühen. Das fehlende Wissen der Patientinnen über die Fähigkeit anzuspannen könnte sich für die Effektivität des Trainings als nachteilig herausstellen.

In der Literatur ist bis dato noch kein eindeutiger Beweis für eine Wirksamkeit von präventiven Maßnahmen zu finden. Eine Ausnahme stellt jedoch das Beckenbodentraining während der Schwangerschaft dar, wo eine Reduktion von postpartalen Inkontinenzproblemen nachgewiesen ist. Befürchtungen über eine mit dem Training verbundene verlängerte oder erschwerte Austreibungsphase haben sich als unberechtigt herausgestellt. Eine berufsübergreifende Zusammenarbeit von Hebammen und Physiotherapeuten und ein individuell angepasstes Training auf Basis der Ergebnisse der Tastuntersuchung scheinen naheliegend und erstrebenswert.

Für alle Patienten, die an einer beckenbodenassoziierten Erkrankung leiden, ist es jedenfalls sinnvoll und notwendig eine nachvollziehbare Befundung und Dokumentation durchzuführen. Der besondere Stellenwert des PERFect-Untersuchungs-schemas ergibt sich aus der einfachen und raschen Durchführbarkeit, den geringen Zeit- und Materialressourcen die benötigt werden, sowie den wissenschaftlichen Belegen, dass der Test Sinn macht und verlässlich ist.

Natürlich stellt diese Untersuchung eine nicht in jeder Hinsicht befriedigende Form dar: Die Ausgangsstellung ist nicht alltagstypisch, es gibt Messfehler seitens der Untersucher, es fehlen die genauen Beschreibungen wie mit allenfalls vorhande-nen Abweichungen von der gewünschten Ausführung seitens der Patienten umzuge-hen ist. Eine Verspannung der Beckenbodenmuskulatur wird nicht oder nur auf dem Umweg über zu langsame oder inkomplette Entspannung bei den *Fast Contractions* erfasst. Zukünftige Vorschläge, die zur Verbesserung der Befundung beitragen sind jedenfalls wünschenswert und willkommen.

Die derzeitige Situation im deutschsprachigen Raum ist jedoch eher von einer fehlenden Verbreitung einer standardisierten Tastuntersuchung gekennzeichnet. Das PERFect-Schema bietet sich hier als einfache und praktikable berufsübergreifende Lösung im Sinne des kleinsten gemeinsamen Nenners an. Je nach berufsspezifischem Zugang sind sicher auch andere diagnostische Hilfsmittel und Verfahren notwendig, bildgebende Verfahren, EMG-Ableitungen, PAD-Tests oder Urodynamik sollen hier nur beispielsweise aufgezählt werden.

12.2 Wer soll das PERFect-Schema verwenden?

Verschiedene Berufsgruppen sind in der Behandlung von Patienten mit beckenbo-denassoziierten Erkrankungen tätig: Ärzte, Krankenpfleger mit Spezialisierung im Kontinenzbereich, Physiotherapeuten und im Bereich der individuell angepassten Prophylaxe für schwangere Frauen darüber hinaus auch Hebammen. Die vier Zahlen des PERFect-Schemas könnten für alle Mitglieder im interdisziplinären Team eine gemeinsame Sprache darstellen – egal ob es sich z. B. um eine Screeninguntersu-chung durch einen Arzt oder eine Pflegeperson handelt, oder ob eine Physiotherapeu-tin Rückmeldung über den Therapieverlauf gibt. Der Mehrwert dieser gemeinsamen Sprache liegt darin, den Handlungsbedarf zu erkennen und den Behandlungserfolg oder manchmal auch das Stagnieren zu dokumentieren. Patienten können von den Mitgliedern des Behandlungsteams eine in etwa gleichlautende Antwort auf die Frage bekommen, was die vier Zahlen zu bedeuten haben – ein wichtiges Zeichen für Betroffene, dass Austausch und Kommunikation vor dem gleichen Hintergrund stattfinden.

Die Untersuchungstechnik des PERFect-Schemas ist zwar leicht zu lernen, aber wie in vorangegangenen Kapiteln schon verdeutlicht, macht es Sinn, den Praxisbe-zug während eines Palpationskurses nicht zu kurz kommen zu lassen. Das OSATS-Schema hilft dabei die Inhalte, den geordneten Ablauf und eine Sicherheit in den Handgriffen messbar zu machen und die Ausführungsqualität zu objektivieren.

Durch ausreichendes Training im Kurs wird die rasche Umsetzbarkeit der Befundung in der klinischen Praxis gewährleistet.

Das Ziel jedes Palpationskurses und der Lektüre dieses Buches ist eine sichere und genaue Handhabung des Untersuchungsschemas im klinischen Alltag, die den Patienten wichtige Vorteile bringt: Dokumentation von Kraft, Ausdauer, Wiederholbarkeit und Fähigkeit zu schnellen Kontraktionen – unabhängig von der testenden Person. Eine PERFecte Methode, um miteinander für Patientinnen nachvollziehbare Untersuchungen vorzunehmen, die eine gute Basis für ein effektives Beckenbodentraining darstellen.